あなたのために
なっていますか

暮らしの中にある
「看護」を
見つめ直して

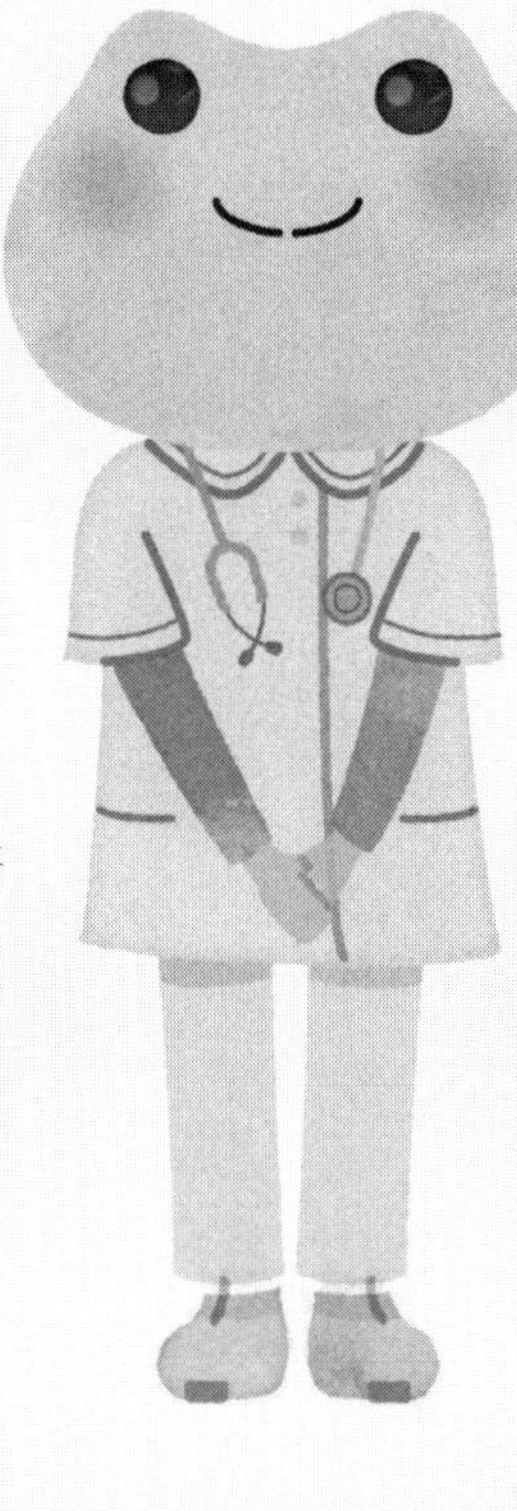

一般社団法人
看護教育支援協会 代表理事
児玉善子

Is it working for you?
Reconsidering “nursing” in our daily lives.

はじめに

Introduction

Is it working for you?

Reconsidering "nursing" in our daily lives.

私は看護師や看護教員の経験を生かし、現在は看護学生の学習支援、専門学校や看護系大学、幼児教育短期大学などの非常勤講師、新人看護師から看護管理者を対象としたセミナー、病院や施設内の研修などを行う仕事をしています。

しかし、私は笑顔を絶やさない看護師でも看護教員でもありませんでした。さらに言えば、いつもご機嫌に家事をしたり育児をしたりしている人でもありませんでした。ご機嫌でない私の周りにはご機嫌な人は集まりません。ご機嫌でない人を自ら集めておいて「あなたのためになっていますか」と問うたところで、答えは「いいえ」です。このシンプルな事象に気づいてから、「私は、今、幸せですか」と問うことにしました。「幸せ！」と感じるのは主観です。何と言おうとも私が幸せならＯＫです。

「あなたのためになっていますか」という問いのあなたとは、この本を手に取ってくださった「あなた」に問いかけてもらいたいタイトルなのです。「私は幸せです」、「あなたも幸せですか」という問答のうえに、「あなたのためになっていますか」と相互に確認し合うことができるのです。

看護師、介護福祉士、教職員、保育士などケア職と呼ばれる人たちは、誰よりも自分が幸せになってほしいと願っています。

私が看護師や看護教員として働いていたとき、患者さんや学生から様々なことを学びました。

患者さんから言われた核心をつく耳の痛い一言、思い出しただけで心が重たくなる失敗、いくら反省しても取り返しのつかない無礼なことを言い出したらきりがありません。しかし、私の「学び」は体験の中にありました。その学びの中には、両手を挙げて飛び上がり抱き合ったような喜びの体験もありますが、ほとんどが悔しい、情けない、申し訳ない、不甲斐ない、そんなつもりじゃなかった、というような何とも後味の悪い体験から「学び」を得ています。

失敗や困難は、私に見落としていたあるいは気づいていなかったことを認識する機会を与えてくれていたのだと思います。そして、失敗や困難は「次はどうすればよいか」という考えを引き出します。また、困難を乗り越えることで、逆境に対する耐性を高め成長を実感できます。つまり、失敗や困難によって落ち込み、自分自身について深く理解する機会を与えられます。そして、それらの事柄は自分一人ではなく、人間関係性の中で起こることが多いため、自分や他者、相互の関係性、チームや組織の関係性について冷静に考え、次の行動に移していくためのチャレンジを与えてくれていました。

しかし、私が患者さんや学生から学んだことは「本当にそれだけだろうか」と、私は思うようになりました。

患者さんが生命の危機にさらされた経験があったとしても、生きていれば、その経験は人生のコクと深みに変えることができます。たとえ、愛する人が亡くなり残された当事者となり、一生そのことを引きずりながら生きたとしても「笑顔」になる瞬間がきっと来ます。私はそんな人を数えきれないほど見てきました。喪失した人、事故をした人、過ちを犯した人、口をそろえて「もう一生、笑うことなんかない」とおっしゃいます。でも、笑う瞬間が来ます。突然来ます。誰にでも来ます。筋肉の病気で笑顔をつくれない人やその他の病気や障害があっても、脳内の色彩が変わる瞬間が来ます。私は、その瞬間に立ち会うことが何よりも嬉しかったです。

学生も同じです。留年や浪人、進路に迷い、人間関係に躓き、藻掻き苦しんだとしてもいつの間にか立ち上がっています。「#看護学生留年生」、「#看護師国家試験浪人生」、「#看護師失業中」ということがむしろ共感を得て新しいビジネスになることさえあります。

私の言いたいことは、私が学んできたことは、ただ単に失敗や困難ばかりではなく、そこからどう回復するかに立ち会える喜び、見届ける喜び、喜びを共にできる喜びも同時に「学び」だったのだと思います。

失敗や困難感、喜びの双方に「学び」があったのです。つらかった出来事ばかりをクローズアップすると気分が沈んでしまいます。喜びも人から褒められたり感謝されたりすることをよりどころにしていたのではいずれ枯渇します。私の「学び」は、いつも私の「感動」とともにあったのです。

私は看護師、看護教員、また起業をしたことによって様々な経験をしてきました。そして、自分自身の進路、就職、結婚や出産、介護、看取りなどの経験は「暮らしの中の看護」の当事者として体験してきました。振り返れば、それらはすべて今に至る道のりであり、未来へと続く道のりであり、「今」を感じることのできる学びの連続でした。

私は大正や昭和の価値観を引き継ぎ、前に進もうとする行動から逃げていることがあります。これから先まだ起こり得るかどうかもわからないことに、くよくよしていることもあります。しかし振り返ってみると、うまく乗り越えたことも乗り越えられなかったこともあり、結果なんとか今に至っています。だからそれでよかったのだと思っています。これもまた「幸せ」の感覚です。

今後、自分のやりたいことをより楽しく、そばにいてほしい人たちと過ごして行動していくだけです。ときには、別れや憂いもあると思います。それもまた、「幸せ」を盛り上げてくれる立役者として重要な役割であると、時間をかけながら乗り越えていくことになります。大切に取り扱いたいものです。

本書では、私の経験したことをお伝えします。ただ、事実とは少し異なる解釈をしていたり、文脈を損ねないようにまた個人を特定できないように配慮したりしています。そして、そのストーリーの中から幸せとは何かをご自身で考えていただき、ご自身が「幸せだ」と感じてもらえることを願っています。繰り返して言いますが、幸せとは主観です。「幸せだ」と感じた人が幸せなのです。

それでは、この本のタイトルは「幸せになるためには」というタイトルがいいのではないかと思うかもしれません。私は、「あなたのためになっていますか」というタイトルに「ピン」とくる人に読んでもらいたいのです。「どうしたらあなたのためになるのか」と思う人や「あなたのためって何？」と違和感を持つ人、様々だと思います。

自分として生きることを支援することが、暮らしの中の「看護」だと思っています。看護師の資格の有無に関わらず、「看護」という視点で暮らしの中にある細々した出来事を見直していくことは「看護」です。たとえば、呼吸すること、心臓が動いていること、食べること、排泄すること、睡眠をとること、身体を動かすこと、感じること、会話すること、身だしなみを整えること、学ぶこと、働くこと、愛すること、産むこと、病むこと、死ぬこと、自らを知ること、環境と自分の調和を図ること、すべてが、看護の視点です。何一つ、スペシャルなことではないようなことのように感じるかもしれませんが、何一つ当たり前なことでもないのです。何一つ当たり前でないということを痛感させられ、そのことをもっとも近くで支援している仕事をしている皆様に感謝の気持ちと尊敬の気持ちを込めてしたためた一冊です。

目次

Table of contents

Is it working for you?

Reconsidering "nursing" in our daily lives.

第2章 私の「看護」

第3章 看護教員の仕事

第4章 看護教育支援起業家として

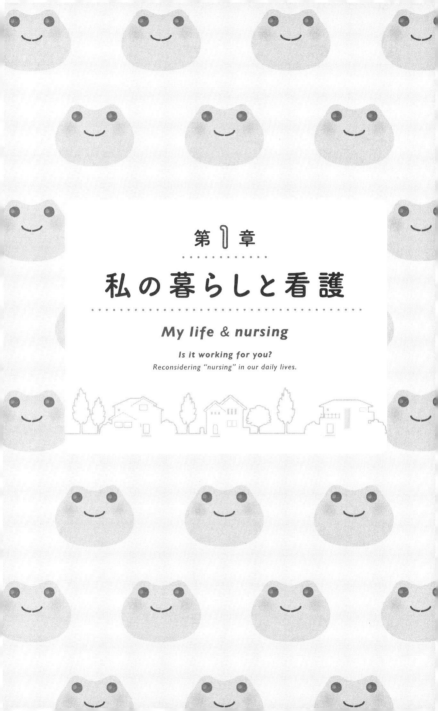

第1章

私の暮らしと看護

My life & nursing

Is it working for you?

Reconsidering "nursing" in our daily lives.

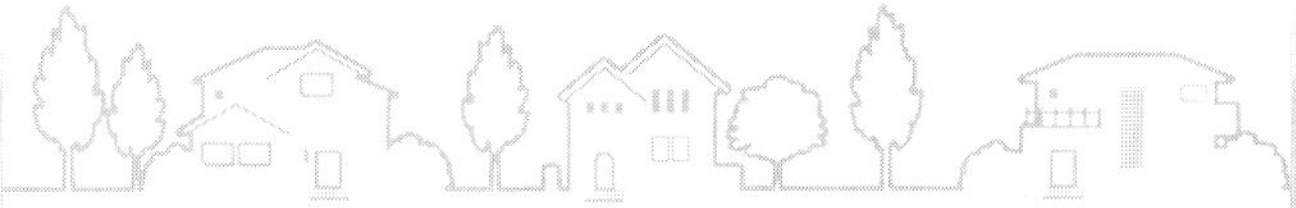

私の生い立ちと「暮らしの中の看護」

私は和歌山県のみかん農家に生まれました。私が生まれたときは、曾祖母、祖父母、父母、5歳年上の兄の7人家族でした。暮らしの中には、生まれること、死ぬこと、病むこと、争うこと、岐路に立たされることがたくさんありました。

私が進路を決めるころ、兄が劇症肝炎のため入院しました。私が兄の見舞いに行ったとき、女性看護師さんが入ってきて点滴を取り換えたり、血圧を測ったりしていました。看護師さんの白衣の真っ白さとナースキャップの凛々しさ、無駄のない所作が単純にカッコイイと思いました。一番カッコイイと思ったのは、部屋から出ていくときの後ろ姿でした。姿勢の良さとほっそりとしたウエストと、白いパンストをまとったきれいな足が印象的でした。

自立した女性、女性として働き続けること、自分らしさを表現する時代の到来を教えてくれた無言の後ろ姿でした。

当時、私は美術大学に進学するつもりで毎日デッサンを描いていました。しかし、今の実力では行きたい大学に行けないないという感覚と看護師さんの後ろ姿の美しさから自分の進路が揺れ動かされ、母から「手に職をつけなさい」と言われていたこともあって、看護学校に行くことなりました。

看護師の仕事は、ただ一人の女性として、人として、自分を表現していく機会を得られる仕事なのではないかと感じていました。そして37年の時を経て、私は臨床現場だけではなく、暮らしの中の看護を見直し、自分を表現する機会に恵まれました。

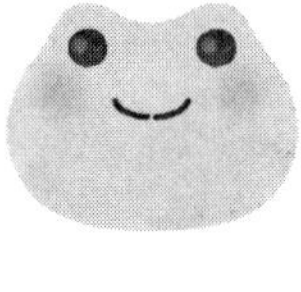

行ってしまった魂は帰らない

私が小学校1年生（昭和51年）のとき、曾祖母は老衰で死にました。亡くなる1週間前から風邪をひいて寝込んでいました。病院にも行かず茶粥を少し食べては横になっていました。吸い飲みで水を飲んでいました。幼かった私は、吸い飲みが「ハクション大魔王」が出てくる茶瓶のような形をしていることに関心があり、曾祖母の周りを意味もなくうろうろしていました。

曾祖母の部屋の隣には、祖父と祖母が臨時の待機部屋として布団を敷いて、夜通し介護していました。

日本では、1975年ごろまでは自宅で亡くなる人のほうが多かったのです。自宅に高齢者がいれば、家族の誰かが介護をしていました。特に女性が介護を担当していました。しかし、曾祖母は、「正次、正次」と祖父の名前を呼びました。祖父は、曾祖母から離れることができませんでした。戦争で唯一生き残った息子だから無理もありませんでした。祖母が頼りにならないわけでもなく、祖父が何でもできるわけでもありません。ただ、曾祖母にとって「正次が生きて帰ってきた日」の至上の喜びを高らかに表現できずにいたのです。戦後、小さな集落の中には明暗を分ける光景が散らかっていたのだから仕方がありません。そんな抑圧された至上の喜びの日々も終わりを迎え、死を覚悟している老人の最期の甘えでした。

真冬の静かな朝を迎えようとしていたころでした。いつもの寝床で、眠るように息を引き取りました。痛みもなく苦しむこともありませんでした。正次に看取られました。

私が起きてきたとき、北側の窓が不自然に開いていました。曾祖母が死んだという事実と窓から入ってくる空気の冷たさが、ただごとでない一日の始まりを感じました。

なぜ、窓が開いているのかと祖父に聞きました。

「ここから、ひいおばあちゃんの魂が出て行ったからだ」

と言いました。思いがけない言葉でした。サンタクロースの話と同じくらい信じがたい話でした。私が寝ている間に、夢の中で挨拶もせずに出ていってしまったのです。

みかん農家の我が家では、繁忙期は家族中が朝から夜中まで働きます。だから幼い私と曾祖母は二人で練炭火鉢を囲んで暇をつぶしていました。曾祖母は耳が遠かったので、私は筒を用いて会話をしました。私は一人の老人の世話を焼いているつもりでした。曾祖母は、ひ孫の面倒を見ているつもりでした。いずれにしても二人は、繁忙期に結成された「役立たずシスターズ」でした。しかし相方の死によって解散となりました。

もう北側の窓は閉めてもいいのではないかと思いました。もしかして、曾祖母は帰ってくるかもしれないとみんな思っているのかと考えました。だから私も冷たくなった曾祖母のそばにちょこんと座って、寒さに震えて帰りを待っていました。

家族や親戚もそろって泣いていました。近所の人もやってきては泣いていました。曾祖母をのぞき込んでは思い出話をしていました。芋やカボチャが嫌いだった話は何度も登場しました。気の強い明治、大正、昭和を生きた女性だったようです。のぞき込まれている曾祖母は、人々の思い出話をどんな気持ちで聞いているのだろうと思いました。芋やカボチャが嫌いだったことなど、どうでもよくないかと思っているに違いありません。私は、正次を産んだ母であることを褒めてあげてほしいと思いました。

いろんな大人が入れ替わり立ち代わりやってきて、みんな泣いている状況が興味深かったです。どうやら人が死んだときは、泣くという決まりがあるらしいと思いました。おとなしく観察していました。近所のおばちゃんに「よしこちゃんも寂しいの～」と思いがけず声をかけられたので「うん」と言ってうなだれておきました。この場面で小さい子どもがうなだれている姿は、絵になるらしいと感じました。

寒さはこころの痛みを助長すると知りました。そして、二度と帰ってこないことも知りました。北側の窓は一方通行の出口だったと知りました。「死ぬ」を学んだ初めての日でした。

生きざまと死に際

私が高校1年生のとき、祖父はくも膜下出血で倒れました。祖父が倒れて病院に運ばれてから意思疎通を図ることもできず、半年間の入院生活を送りました。仙骨部には骨がみえるほどの褥瘡《じょくそう》（床ずれ）ができました。そのうえ死に際は胸骨を圧迫されながら死んでいきました。アンビューバッグと吸引もありました。吸引のチューブの中は真っ赤な血液が流れていました。血生臭さを思い出します。

私はその死に際の目撃者となりました。ベッドの周りは強盗が金品を探し回って荒らしていったかのような有り様でした。40年前はまだDNR指示（do not resuscitation order）、つまり心肺蘇生を試みないことが確立されていませんでした。医師や看護師は、家族が揃って死に目に会わせようと考えていたのです。厚生労働省「人口動態 統計」によれば、在宅で死ぬ人から病院で死ぬ人が増えはじめたころでした。医療従事者が「よかれ」と思って行っていた行為でした。しかし、当時の私には迷惑でした。

廊下で私が泣いていると看護師さんが声をかけてくれました。とてもやさしい声でした。ただ私が泣いていたのは、祖父が死んで寂しいからではありません。祖父は私が子どものときに、戦争に行った話をよくしていました。たくさんの兵隊さんが目の前で死んでいったこと、食べるものがなく全裸になると肛門が見えるほど痩せていたこと、海上で二日間救助を待ったことなどでした。祖父は膝の上に私をのせ、地球儀を指さしながら戦場となった国の名前を教えてくれました。

祖父は決して口にはしませんでしたが、生き残ったことに申し訳なさを感じているようでした。だから、つつましやかに実直に働き、生き抜くことによって「善し」と誓ったのだと思います。祖父は働き者でした。地域の仕事も率先して行いました。朝早くから日が暮れるまで黙々と働きました。雨の日は納屋で仕事をしました。祖父が私に「さっさとしなさい」と叱るときは、「ぐずぐずしていると撃ち殺されるぞ」と言わんばかりに怖かったです。

そんな祖父が医療という現場で、心電図モニターのピッピッと鳴る音とともに山となったり谷となったりする波形に執着したはずがありません。遺骨さえ帰ってこなかった祖父の兄や友人の無念を背負い、最後の最後に何と戦わなければならなかったのかと想像すると、私は悔しくて涙があふれ出てきました。私は、曾祖母の穏やかな老衰と対照的すぎる祖父の死に際に激しい疑念を抱きました。「医療の進歩とは何なのか」という問答に頭が熱くなりました。昭和60年（1985）12月のことでした。日本はバブル景気に突入しました。金融リテラシーの低いみかん農家の一族は、そのことが何を意味しているのか、誰も口にしませんでした。

人の「死に際」については、看護師になってからもずっと問い続けました。今も問い続けています。人それぞれの人生の最期、エンドロールが始まるときの選曲を間違えない看護、せめて邪魔にならない看護をしたいと思います。それらは近寄りがたいほど崇高なことです。しかし、そこに触れることのできる厳かな仕事です。

厳かな仕事と周囲が認めるか、自分が認めるかでは仕事に対する態度が変わります。人にいくら認められても何の役にも立ちません。社会的地位や人からの承認に委ねることは「もっと厳かな仕事はいくらでもある」という比較の渦の中で喘ぐことになります。

祖父の死は、医療の進歩の中で、「看護」はどんな立場をとるのかを見直す私の人生での通過点だったのだと思います。

人生に影響を与えた「母」のことば

私の母はろくでもない私の父とずっと暮らしてきたことが差し響き、私に繰り返し言った言葉がありました。「手に職をつけなさい」でした。私は美大志望だったので「美大を卒業してから中学校とか高校の先生になる」と言ったことがありました。母は「先生はアカン！」と反対しました。父がみかん農家に婿入りするまで高校教師だったことが理由でした。実のところ私は自分のデッサンの実力で行きたい美大に受かる自信がありませんでした。私は体裁よく母のせいにして進路変更を決めました。

私が看護学校に行くことが決まると、母は「これでろくでもない人と結婚しても、子どもを養っていけるから安心だ」と大真面目に祝辞を述べました。

母は163センチと背が高く、手足の長い女性です。祖父や祖母の「平たい顔族」とは違い、彫りの深い顔をしています。母はなぜか洋風でした。閉経後は、ふっくらとして洋ナシの体型に変化しました。日本では高齢化に伴い変形性股関節症（股関節の軟骨と周囲の組織の損傷により変形が生じ、痛みなどの症状が出ている状態）が増加しています。母も御多分に洩れず60歳くらいから両方の股関節が痛みはじめ、65歳ごろには、変形性股関節症のため人工関節置換（THA：Total Hip Arthroplasty）の手術を勧められました。

しかし、父が54歳で脳内出血のために倒れてから自宅で介護をしていたので、「お父さんを置いて、入院するわけにはいかない」と言い張りました。あれだけ憎んでいた父を理由に手術をしたくないというのです。同居している兄夫婦は、母が入院中「父の面倒をみる」と言いました。母が入院するのは大阪の病院なので私が「面倒をみる」し、主人の母も「毎日面会に行く」と張り切っていました。しかし、頑固一徹に首を縦に振りませんでした。

そんな折、母の外来受診がありました。母は主治医に「手術したら、いろいろ制限があるんでしょ」と訊きました。主治医は「んんん」と首をかしげながら「強いて言えば、海外旅行に行くとき飛行機に乗るでしょう。人工関節が入っているからピッコンピッコンと鳴るかもしれんな〜」と言ったそうです。母は、生まれ育った町から出たことのない女性です。海外旅行など無縁です。そんなことを言われてもピンとくるはずがありません。しかし「そんな時どうしたらいいですか」と訊いたそうです。すると主治医は「It is an operation と言ったらいいですよ。難しかったら operation とだけ言ってもいいよ」と教えてくれて丁寧に発音まで習ってきていました。そして、母は空港の金属探知機を通るとき「operation」と言いたいがために手術を決意しました。

父を残して生まれ育った町としばらくの別れを告げ、大阪で両方の股関節の手術をしました。「案ずるより産むが易し」とはこのときに使う言葉でした。手術は無事に終わり、リハビリも順調でした。義母も毎日、母の面会に行ってくれたので退屈とは無縁でした。父は兄夫婦に介護され何の問題もありませんでした。また自立支援医療（更生医療）の適応範囲となり、母の想像以上に安い治療費となり、「老眼でゼロが見えなくなったのかと思った」と喜んでいました。そして、父の介護の終了とともに母の怒涛の海外旅行が始まりました。スイス、カナダ、シンガポール、韓国や台湾などなど。はじめのうちは、空港の金属探知機に反応をし「operation」と言ったという土産話をさんざん聴かされました。最近は性能が良くなったらしく反応もしなくなったとぼやいていました。しかもシニアの団体は、みんな夫婦で旅行していて「お父さんがいなくて寂しい」とまで言ってのけました。父と暮らしていたころは、父の恨みと憎しみを口から垂れ流していましたが、時間が浄化したようです。

現在、80歳を過ぎた母は、近所のみかん農家婦人クラブの長老者として君臨し、ランチ会や体操クラブ、書道クラブなど、地域の若い農家のお嫁さんから同年代の女性たちまで、皆さんと楽しく過ごしているようです。たしかに60歳代のTHAの手術は、母のQOL（Quality of life：生活の質）を向上させました。しかし、母が元気なのは「やるだけのことはやってきた」という誇りと自信と「これからもやっていく」という役割があるからです。私は兄夫婦や地域の人たち、みかん農家という生涯現役の仕事があることに、心から感謝しています。

テトラサイクリン歯とコンプレックス

私はテトラサイクリン歯です。小児期の抗生物質長期投与による歯質の変色です。これは子どもながらにかなりのコンプレックスでした。しかも小学校6年生の夏、自転車で転んで前歯が欠けてしまいました。顔面から転んだので、起き上がれないほど痛かったのです。一緒にいた友だちが「よっこ、前歯、半分になってるで……」と哀れな顔をして見ていたので余計悲しくなりました。

当時、近所の歯科医には「まだ成長期なので部分的な治療をして、歯根は残したほうがいい」と言われました。前歯に部分的に銀色の歯を入れられたのです。小学校6年生の女子にとっては屈辱的な体験でした。中学生になっても私は絶対に彼氏ができないと思いました。案の定できませんでした。

歯科医から見れば小学生かもしれませんが、私はそこそこ大人になりかけています。それから高校生になるまで、「銀歯の子」として思春期を過ごしました。忌々しい過去です。高校生になって銀歯をかぶせている歯だけ差し歯にしました。しかし元来、私はテトラサイクリン歯です。差し歯が真っ白だと浮くので、少し色味を合わせてくれましたが、それでも「差し歯です」と前歯の自己主張が強すぎます。「白い歯が命」と言うコマーシャルほど私を傷つける言葉はありませんでした。私は、勝手に落ち込みました。

ずっとコンプレックスでした。人の顔を見るとすぐに歯に目が行きます。歯でその人の人格を占ってしまうほど見てしまいます。歯並びではなく歯の色です。

思春期のアイデンティティの確立をしていく中で容姿のコンプレックスとなりました。高校のころ、私の教室は中庭に近い1階にありました。中庭の緑がまぶしい教室でした。私は窓際の席が好きでした。セキレイがお辞儀をしながら噴水の周りを歩いているのを眺めているとあっという間に授業は終わりました。

ある日、私の教室で大勢の女子生徒の体操服が盗まれるという事件が起こりました。しかし私の体操服は盗まれませんでした。私は自分のコンプレックスとオートマチックに結びつき、「どうせ、私の体操服には興味がないのね」という気持ちになりました。冷静に考えれば、盗まれないほうがいいのです。にもかかわらず、あることないことを想像し複雑な心境になっていきました。コンプレックスは思考を歪ませ、偏った価値観に自己を投入させてしまうことを知りました。

そして、30歳を過ぎてから前歯6本を治療し、その歯も20年が経ち劣化してきたので再び治療することにしました。コロナ禍でマスクをしているせいか私が前歯6本を治療したことを人は気づきませんでした。Ｚｏｏｍでマスクを外していても誰にも気づかれませんでした。私は

「他人は私の歯に興味がない」と悟りました。

この歯へのコンプレックスが功を奏した出来事があります。高校1年生を対象に「看護師の仕事」をテーマに話をする機会がありました。そのとき、一番後ろの席に座っていたいかにも「まじめそうではない女子」が私に向かって、「先生の前歯って自分の歯と違うよな」と言い放ちました。彼女は腕を組み、足を広げて斜めに座りながら初対面の大人を相手に核心を突く一言を放ったのです。私は「正解。そんな後ろに座っていてもわかるとは素晴らしい観察力。看護師さんは観察力が大事です」と言って拍手をして褒めました。本気にそう思ったからです。彼女は褒められると思っていなかったのか、きょとんとした表情のあと、少し笑ったように見えました。

彼女は間もなく高校を退学しました。そして、看護補助の仕事をしながら大検に合格し、その後看護専門学校に入学し看護師国家試験に合格しました。彼女は現在も救急医療の最前線で働いています。学び方はいろいろあります。目的を果たす道のりも一つではありません。私は、教育に行き詰まりを感じたら彼女を思い出します。教育の多様性と可能性を同時に教えてくれた人だからです。私のコンプレックスだった歯のおかげで、歯を指摘する人に対して自動的に敏感になっていました。コンプレックスがつないでくれた縁でした。コンプレックスもときには役に立つのだと思いました。

振り切るまで好きなことをやらせてあげたい

看護師は患者さんの「親子関係」に深く足を突っ込んでしまうことがあります。親子で同じ病気だったり、どちらかが介護者だったり、意思決定を委ねられたりするとご家族と話し合いをする機会がありました。そんなときに「そんな親子の歴史があったのか」と親子関係についての理解をすることがありました。今、目の前にいる患者さんの一言は、長年の関係性によって築きあげられてきたものだと感じました。

私の父が育った実家の近くには、日本最古の稲荷社（６５２年創設）があります。太平記には白河院参拝の話があり、熊野への道中、旅の安全を祈願して奉幣された「みぬさの岡」の旧跡です。その空間は空気が違っています。私が子どものころは一人で入って行くことができませんでした。真っ赤な鳥居が怖かったからです。父方の祖父は、その村の大地主でした。しかし自作農創設特別措置法（１９４６年）、いわゆる農地改革で、地主が所有していた土地を手放すことになりました。祖父は郷土歴史の研究をしていて、いつも着物を着てカブ（原付バイク）に乗っていました。

父方の祖母は、父が中学生のころ亡くなりました。病弱だったそうです。父はミステリー小説にでも出てきそうな大きなお屋敷で育ちました。

父の葬儀のとき、父が大好きだった白黒写真を飾りました。父は5、6歳くらいで、田植え前の水田にしゃがんで虫やカエルを捕っている写真です。麦わら帽子をかぶって、ランニングシャツ姿の父は、空に向かって大笑いをしています。前歯の乳歯がありません。その笑顔は、人間とは思えないほど「楽しい」という快楽に振り切っている生命体です。「母（私にとって祖母）が撮ってくれた」と言っていました。母に見守られ、好きなことも目いっぱい楽しむ父の顔です。田んぼの畦道で日傘をさした母が「じろう」と呼んだので、母を見上げたときの瞬間です。父にも幸せな暮らしがあったのだと思いました。

父は死ぬまで、虫や魚、鳥や花、野菜や果物が大好きでした。しかし、父の「楽しい」を父の母親以外、誰も理解していませんでした。もし父の「楽しい」を理解できていたら、もし父の母親が長生きしていたら、父は、岡本太郎、所ジョージ、タモリ、さかなクンのように、好きなことをやり続ける人生を全うしていたのかもしれません。

父の生きた戦争中と戦後の高度成長期の真っただ中、逆風でしかないみかん農家の後継者として婿に入ったことは、お酒に逃げるほかなかったほどの苦悩だったのです。そして、戦争から帰ってきた祖父の価値観の中に「楽しい」はありませんでした。相容れることない二人が一つ屋根の下で暮らすことは地獄絵図でした。父がお酒におぼれ、54歳という若さで脳内出血を起こし、右片麻痺と失語症の後遺症のため母に介護されつつ20年間を送りました。

父の父らしさを生かせなかったのは、時代のせいか、親子のせいなのか、今となればどうでもよいことです。ただ、私の目の前に父のような奇人変人が現れたら「楽しい」に振り切るまでやりたいことをやらせてあげたいです。朝から晩まで、寝食を忘れるほど夢中にやらせてあげたいです。そして、私は私にもやらせてあげたいです。父は、私にいちばん贅沢な生き方を教えてくれていた気がします。思いもかけず、父に「ありがとう」と言いました。

そして私は、自分の息子が寝食を忘れて釣りをしていることを見守ってくれている奥さんに心から感謝をしています。

私、母親卒業宣言しました

私は息子を妊娠する前、稽留流産《けいりゅう》の経験があります。だから息子の妊娠は、嬉しかったです。貧血、血圧、血糖値などもろもろ異常がなく、母子健康手帳はパーフェクトでした。産前は出産予定日を含む6週間前まで看護師として働きました。私が24歳のときでした。

お腹が大きすぎて、ご飯を食べることができず、分割して食事をしました。おかげで、体重は非妊娠時の体重より7キロ以上増える気配すらありませんでした。里帰りする前の検診で、エコーを見ながら主治医が「頭が大きすぎる」と言いました。小学校の同級生のタナカくんを思い出しました。タナカくんは頭が大きすぎて赤白帽子が烏帽子のようにのっかっていました。そんな赤ちゃんが生まれてくるのかと想像してニヤニヤしました。しかし、主治医の顔は深刻でした。

巨大児？　ほかになにか？

私は祖母にスポーンと出産をしなさいと言い聞かされていました。祖母は3人の子どもをさりげなく自宅で産みました。胎盤はみかんの木の下に埋めるという風習がありました。ただ男の子を産めなかったことを悔やんでいました。どれもこれも「そんな、時代じゃねえわ！」という話です。大正時代の価値観が、ちょくちょく私の人生に揺さぶりをかけてきます。刷り込みとは厄介なものです。

しかし、巨大児となるとちょっと不安になりました。巨大児を経腟分娩した場合、分娩時、分娩後、私も赤ちゃんにもリスクが生じます。また緊急帝王切開となる頻度も正常体重新生児に比べて高くなります。

里帰りをしました。出産予定日の朝、少し出血しました。おしるしです。その日の夕方からお腹が張ってきました。私はノートを取り出し、お腹の張ってきた様子と時刻を記していきました。定期的に7分間になるまで待つことにしました。次の日の明け方、定期的に7分おきに陣痛がありましたが、私の場合は微弱陣痛でした。しかも経腟で産めるかどうかわからない巨大児です。病院に行ったほうがいいと判断しました。

出血や破水はしていません。定期的な微弱陣痛を感じながら待合室で待って、そのまま入院することになりました。主人は会社を休んで実家に来てくれましたが、期待通り生まれそうにありません。助産師さんは、NST（陣痛がないときに胎児の心拍数を調べる検査 non-stress test）を装着したり、子宮口が開いているかを確認に来たりしてくれても「あまり進まないですね」と言って戻っていきました。そして、とうとう医師から「巨大児なので、負荷をかけて産むのは避けましょう」という説明を受け帝王切開となりました。

30年前は帝王切開の前に浣腸をしました。私のように微弱ながら定期的に陣痛があり、一晩ほぼ徹夜の状態で浣腸はつらいと思いましたが、さほどつらくはありませんでした。つらかったのは浣腸後に排泄をしたあと、トイレにトイレットペーパーがなかったことです。看護師さんや助産師さんを呼ぶブザーもありませんでした。トイレの中から「看護師さーん」と叫んでみましたが、誰も返事をしてくれませんでした。仕方なく、そのままお尻を拭かずに出てきて、トイレットペーパーのありそうなところを探して一つ拝借し、トイレに戻りました。そして何食わぬ顔をして出てきました。どうでもいい話ですが、私は、こんな局面でも対処できると自分で信じ込んでいました。のちのち、この「ほどほどに何でもこなせる感」が悲劇を生みます。

いよいよ帝王切開です。腰椎麻酔をしました。仰向けになって、覆布《おおい》をかけられましたが無影灯の明るさを感じました。ドキドキしました。皮膚から腹膜まで縦に切られています。お腹を引っ張られている感じがします。いよいよ子宮を切開します。もうすぐ、会える！　んぎゃ〜と泣き声がした。生まれました。「大きな男の子です」と先生が言いました。「大きな」は余計です。知っています。

助産師さんが、臍帯を切った赤ちゃんを私の胸にのせてくれました。4130グラムの貫禄のある新生児でした。感動しました。嬉しかったです。看護師さんたちが、胎盤を計測しながら「胎盤まででかい」と言って笑っている声が聞こえました。「そりゃあ、そうでしょうよ」と思いながら、赤ちゃんを抱っこしていました。

私と息子はその日を境に分離しました。私は息子に対して、急に明るい世界に引きずりだしてごめんなさいと思っていました。ほぼ24時間は微弱ながら陣痛があったので、お互いに心の準備ができていたのかなと思えるようになったのは7年ほどたってからでした。なぜか私は「経膣分娩できなかった」という罪悪感があったのです。

4130グラムの赤ちゃんと一緒に胎盤、羊水、出血量、合わせてだいたい7キロぐらいのものが身体から一瞬にして取り出され、ホルモンバランスを正常化するのに脳内がお祭り騒ぎになっているのを感じました。それでも、息子はかわいかったです。新生児室に並んでいるひと際でかい赤ちゃんは、コット（新生児用ベッド）が小さすぎました。いつも、掛布が床に落ちて、前開きの肌着が全開になってオムツが丸見えになっていました。新生児用のオムツは窮屈そうでした。それが、またかわいかったです。母乳もよく出て、上手によく飲み、そしてよく寝てくれました。

しかし私は子どもを産み、母乳を与えている時間の中で、だんだんと情緒が不安定になっていきました。マタニティブルーズかもしれないと思いました。気分の落ち込み、イライラ、急に不安になる、過食、倦怠感、自己嫌悪などです。実家暮らしが、癇《かん》に障るのかと思って予定より早く切り上げ、大阪に戻り3人の暮らしを始めました。

一向に状況は好転しませんでした。私は産後うつではないと思うようにして、「いいお母さん」になろうとしていました。浣腸後、トイレットペーパーのないトイレから冷静に出てきたように、私は冷静にイライラを「ないものにできる」と思っていました。しかし、あるもの（イライラ、不安など）は、ないものにできませんでした。しかも、ないものにできないということを受け入れることができませんでした。敗北感を抱き自己嫌悪となり、自己肯定感を下げていく感覚がありました。息子に対し「好きにしたらいいよ」と言いつつも、「あかんやろ」と否定しているダブルバインド（二つの矛盾したメッセージによって相手を混乱させること）に気づいたときの自分が一番つらかったです。

私が息子から育てられたことは、私の感情の中に沸き起こってくる私自身が受け入れがたい感情も素直に認めることでした。息子の結婚とともに、母親卒業宣言をしました。私は母親として後悔したり、反省したりすることをやめることにしました。とても清々しいです。清々しいのは、母親卒業宣言したからではなく、自分を素直に認められるようになったからです。

父の看取りは、介護からの解放だった

いつも父は空を見上げて何かを探していました。あの日はつばめを探していたようです。つばめは父の頬をなぜる風のように駆け抜けて納屋に入っていきました。つばめの子は皆巣立っていきました。これが人生の最後に見るつばめだということを父は知っていました。私は今もつばめに出会うと、父に出会ったような気持ちになります。

父は自宅のベッドで、母と私の腕の中で息を引き取りました。1週間ほど母と私は、父とともに過ごしました。

死ぬ瞬間、カッと目を見開いて私と母を凝然と見据えました。大きな呼吸をしているかと思えば、突然その息は止まりました。母が「お父さん！　お父さん！」と呼ぶので、私は母に手を当てて制止しました。もう、父は「行く」と決めたのだから「行ってらっしゃい」でいいからです。

父と過ごした時間は、母にとっても私たち兄妹にとっても決して美談ではありませんでした。父はろくでもない父でした。お酒を飲んでは管を巻き、私たちに暴力をふるうこともありました。私の結納や結婚式でさえ出席しませんでした。いつも兄が代役を務めてくれました。

父が死んだあとは、訪問診療の医師に死亡確認をしてもらいました。そのあとは、孫たちと一緒にシャンプーをしたり、全身を拭いたり、死化粧をしたりしました。母がどうしても着せたいという着古した丹前を着せました。悔しいほど似合っていました。お酒を飲んで管を巻いている父を思い出すほど父でした。蹴っ飛ばしてやりたいくらいの思い出がよみがえってきました。しかし、孫たちがおいおいと泣きながら父の死後のケアをしているので、私一人が父の遺体を蹴っ飛ばすことはできません。私は先輩看護師のように姪っ子たちに死後のケアを教えました。一粒の涙も出ませんでした。

兄は粛々と葬儀の準備を始めていました。兄は「よしこ、明日は夏祭りで花火大会があるから、葬式の日をずらしたほうがいいらしいわ」と申し訳なさそうに言いました。とことん迷惑な父でした。「仕方ないねえ」としか言いようがありません。父の遺体は仏壇のある部屋に移され、母や兄夫婦、孫たちに囲まれ二夜を過ごしました。私は別の部屋で寝ました。

父の向こうの窓には、大輪の花火の明かりと少し遅れた振動が伝わってきました。「最後にこれが見たかったのか……」。私は、ことごとく父のわがままに付き合わされている気分になりました。

そういえば、私が小学生のとき「花火」という作文を書いたことがありました。唯一父に褒められた作文でした。有田川に写った花火がきれいだったという描写がいいと言っていました。そのときは「どうせ機嫌よく褒めているのだろう」と冷淡な態度で聞いていました。

またこうして、父と花火を見るとは思いませんでした。何度も何度も打ち上がる花火と、一番静かな父と、縁側でスイカをほおばる子どもたちを見ながら、20年間の介護からの解放を感じました。

いつの間にか「皮膚むしり症」を乗り越えていた

私は子どものころから30代前半くらいまで、痂疲《かひ》（かさぶた）をつくっては、痂疲を繰り返しはがすということを繰り返していました。今でも、あちこちにその瘢痕《はんこん》がありま す。この痂疲を繰り返しはがしたり、自分の皮膚をかきむしったりする症状は、「皮膚むしり症」という立派な診断名があります。

私は、高校生のとき、自分で「これは病気かもしれない」と感じたことがあります。それは、自分の足にできた痂疲を必死にむしりとっているとき、むしりとったという満足感を得ていたからです。そしてむしりとってはいけない、むしりとってはいけないと思っていても、むしりとらずにはいられないという衝動がありました。やめたいと思っていてもやめられず悩んだこともありました。結婚する前、主人に「きれいな足のほうがいいのに」と言われたことがありました。深く傷つきましたがやめることができませんでした。主人の数ある言葉の中から、わざわざその言葉だけを大切に持っておくという自己肯定感低い系の人にありがちな私の思考の癖です。

自分に対する肯定感が低い地盤の上に、結婚生活、看護師、育児を構築するにはあまりにも脆弱でした。あれも足りない、これも足りないと思っていろいろ付け足しました。私がいろいろ付け足すのは、だいたい何かを勉強しはじめることです。しかし、フラフラの心身に重たい鎧をつけても、本質的には何も変わりません。そのうえに軽やかにも動けません。夜眠れなかったり、仕事のミスが多かったり、家事や育児も空回りしたりしました。そのころの私は自分で「歩くボロ雑巾」と言っていました。自分は自分の言葉をよく聞いています。「歩くボロ雑巾」として生きるようになっていました。

今となれば、空回りしていた体験があったおかげで、「空回りしていない状態」が分かるようになりました。空回りしていない状態を言語化、数値化するよりも感覚をつかむことが大事です。その感覚を獲得するためには「空回り」の体験と「空回りしていない」状態のどちらの体験も必要なのです。

リストカットなどの自傷行為と皮膚むしり症と一緒にするわけではありませんが、いくつか似ている点があります。不安や苦痛を和らげるための自己防衛や心の痛みを身体の痛みに置き換えているという点です。さらに、リストカットをしても皮膚をむしっても、問題は何も解決していないという点も似ています。

私は、集中力のない人間がドミノ倒しに挑戦しているようなものです。ただ、私は集中力のない自分がドミノを並べていることを自覚しています。また、総崩れしたら大笑いして一から並べ直すことができる自信があります。これは暇人がする優雅な遊びのようなものです。

しかも、何度か繰り返していてもステップアップすらしていないこともあります。ひたすら無駄な時間を使うという贅沢さも受容できています。開き直り、ポジティブにあきらめる、放置しておくというテクニックも身に着けることができるようになりました。その一方で執着心に苛まれることもありますが、そっと横に置いておくこともできるようになりました。

私は50歳を過ぎて、私になってきたような感じがします。自己肯定感は低空飛行ですが、ときどきは上がることもあるのでOKです。明治時代だったら死んでいるかもしれない年頃ですが、人生100年時代、人生半ばを過ぎて自分になることができました。

今後、また新たな自分を発見することもあると思います。そのときはまた、自分として迎え入れてあげます。たとえ、それが受け入れがたい自分であったとしても歓迎します。「チーム自分」は多様性を帯びながら進化を遂げています。いつの間にか皮膚むしり症は治っていました。

私が「カエル好き女子」である理由

猫やウサギ、ペンギンなどの特定のキャラクターが好きな人は、いくらでもいます。私はカエルが好きです。中学生のころから好きでした。

カエルは両生類です。両生類は、進化の過程で魚類から陸に上がり四肢を備えた生き物です。これには子どものころ大きな衝撃を受けました。子どものころ畑や田んぼの近くで見かけていたカエルは、ニホンアマガエルでした。そのニホンアマガエルの暮らしは、5～6月ごろが産卵時期で卵は水田や池などの水草に産み付けます。一度の産卵数は5～30個ほどだそうです。1匹のメスは1年で500個から1000個の卵を産むともいわれています。卵は数日で孵化してオタマジャクシになります。その後、数日経つと後ろ足が生え、次に前足が生えて尾は吸収されてカエルの姿に変化し、皮膚の色は少しずつカエル色になります。

オタマジャクシは水中の生活のためエラ呼吸です。変態して陸上の生活になってから肺呼吸を始めます。この変態という言葉こそが、近年たびたび耳にするようになった「トランスフォーメーション」です。

キャラクターといえばカタツムリも好きです。カタツムリは貝の仲間の軟体動物で、タコやイカなどと同じグループです。軟体動物のなかでも唯一陸上に上がることができた腹足類《ふくそくるい》です。

また、雄の生殖器官と雌の生殖器官を一個体に持っている雌雄同体です。受精時に水を必要としなかったことなどが、腹足類が唯一軟体動物の中で陸上に上がれた理由だと考えられています。

カタツムリは移動する能力が低いうえに川を渡ることは苦手です。そのため孤立したグループがいくつもでき、それらがそれぞれ別種に進化したため種数がどんどん増えたそうです。日本だけでも800種類ほど生息しているといわれています。まさに「弱み」を「強み」に変えたレジリエンス（困難をしなやかに乗りこえる力）王です。

カタツムリは、葉っぱ、花びら、落ち葉、キノコなどなんでも食べます。移動する能力が低くても餌を選ばないことによって生き延びてきました。カタツムリは人間と違って、便を黄色にする胆汁を出さないので緑黄色野菜を食べるとカラフルな便を出します。私たちが一年中カタツムリを見ることがないのは、カタツムリは冬眠も夏眠もしてかつ夜行性だからです。

私がカエルとカタツムリについて長々と説明してきた理由は、両方に共通している「変幻自在」が、生き延びるカギだと言いたかったからです。

オタマジャクシはいずれカエルになると知りつつ生きているとは思いません。しかし抗うことなく生きているのだと思います。そしてカタツムリは男性でもあり女性でもあるのです。私は、同じ生き物であるカエルとカタツムリに感動と尊敬の念を感じます。可能ならばコミュニケーションをとってみたいです。「なにを信条として変化してきたのか」と質問したいです。私はあらゆる変化にびくびくしながら生きてきました。そして、ときには「社会通念上致し方ない」という選択をしてきました。

私たち人間が今後も宇宙の中にある地球上で生きるのであれば、カエルやカタツムリのように「変幻自在」に生きることが求められます。また「どっちも」という選択肢を増やしたほうがいいと思います。

生まれてきた環境、時代や価値観、国や政治、地域、家族、個人のもつ顕在化した能力がどんな状況や状態にさらされても、「変幻自在」さえあれば自分として生きることができます。

第2章

私の「看護」

My "nursing"

Is it working for you?

Reconsidering "nursing" in our daily lives.

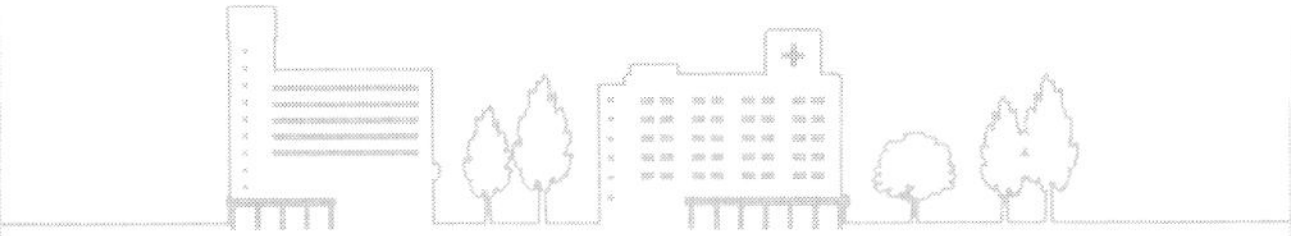

私が看護師の道を歩み続けた理由

私は、看護学校を1校だけ受けて合格したので看護学校に行くことになりました。昭和63年（1988）のことです。看護学校時代は、ほかに向いている仕事があるのではないかと疑念を抱きながら生活していました。「やめたい」と思ったこともしばしばありました。しかし、2年生のときの精神科の実習は興味深いものでした。私の大好きな夏目漱石や芥川龍之介、ゴッホやムンクの世界がありました。私にとって精神科の患者さんたちは「超天才」に見えたのです。精神科の実習に行ったことをきっかけに看護師の資格は取っておこうと思いました。そして精神科病棟に就職しました。何が見えているのか、何が聴こえているのか、私の興味や関心がかき立てられていきました。しかし結婚や出産、阪神・淡路大震災などとともに引っ越ししたり、病院を変えたりしました。精神科病棟だけではなくほかの病棟でも働くことになりました。

30歳のころ、80歳までのキャリアパスは描きました。看護学校の教員をすること、また50歳に起業すると書きました。どんなビジネスモデルなのかはさっぱり見当がついていませんでしたが、何となく書いたのだと思います。60歳以降は保護司をすると書いてあります。これは、何回か手帳を変えるたびに書き換えていますが、50歳の起業と60歳の保護司は定番となって書いていました。

　今のところ60歳で保護司をしようとは思っていません。しかし「人生やり直しができる」という軸のもとに歩んできていることに違いはありません。保護司という活動は、保護観察を受けている人（保護観察対象者）と面接を行ってサポートする、刑務所や少年院にいた人が施設を出た後の環境を調整する、犯罪や非行を予防する環境をつくる、それらを遂行するためのネットワークづくりをすることなどです。つまり、保護司というボランティア活動をするという漠然とした目標の本質は、地域において誰かの役に立つこと、誰かがもう一度自分の人生を歩みはじめることを支援するということに言い換えることができます。私が人生をかけてやりたいことは案外身近にありました。

精神科の男子閉鎖病棟での実習は忘れられない

私の看護学生時代、最も印象に残っているのは精神看護学実習でした。私の実習先は男子閉鎖病棟でした。30年以上前の話なので、精神科看護の歴史の1ページに刻まれるような前近代的な精神科病棟でした。私の印象に残っている患者さんは3人います。いずれも受け持ち患者さんではありませんが、忘れられないのです。

一人目の患者さんは、新しい人の顔を見ると生年月日を尋ねる人でした。私も突然、「誕生日いつ？」と訊かれたので「7月生まれです」と答えると、西暦からちゃんと教えてと半分キレ気味に言われました。西暦からちゃんと答えると、指を折ってぶつぶつと数えて「日曜日」と言って立ち去っていきました。私の誕生日は日曜日だったたと初めて知りました。指導看護師さんが「ほんまかなと思うけど、いつも正確なんよ」と教えてくれました。さらに指導看護師さんは興味深いことを言いました。

「指で数えてるみたいな時間あるやろ。あれは、実は数えているんじゃなくて、カレンダーを思い出しているんだと思う」

「そ、そうなんですか」

のちに精神障害や知能障害を持ちながら、ごく特定の分野に突出した能力を発揮するというサヴァン症候群を学び、真っ先にこの患者さんを思い出しました。

二人目の患者さんの話です。その病院には中庭があって、みんなで散歩に行く時間がありました。その患者さんは大量の鳩を呼び寄せることができました。餌をまいているわけではなく、空に向かって何かを言うと大量の鳩が集まってくるのです。毎日集めることができました。付き添っている看護師さんたちは、鳩が来たなというようないつもの光景として気にも留めていませんでした。しかし、初めて見た私にとっては衝撃でした。患者さんは、鳩に名前をつけているようでした。その光景は鳩と対話をしているようでした。そのとき、私は「聴き耳頭巾」の民話は本当にあった話だと思いました。

三人目の患者さんの話です。作業療法の時間、みんなでちぎり絵を作っていました。私も一緒にちぎり絵に参加しました。ところがある患者さんのちぎり絵だけは、作業療法のレベルをはるかに超えていました。夢中になってちぎり絵に没頭している後ろ姿は、山下清画伯のようでした。下書きはしません。隅の方からじりじりと仕上げていくのです。この患者さんと山下清画伯の違いは何か真剣に考えました。一つの作品に時間がかかるので、私の実習期間で完成品を見ることはできませんでしたが、過去の作品を見せてもらいました。繊細さと情熱は圧巻でした。私は「素晴らしい作品ですね」と声をかけました。しかし患者さんが集中しているときは雑音でしかありません。そもそも人の評価には興味がないのです。今、まさに楽しいことに集中しているのだと思いました。

3人の患者さんは精神分裂病（現在は統合失調症）と診断されていました。今の時代なら入院ではなく、別な形で注目を浴びていてもおかしくありません。違う人生を歩んでいる人たちだと思います。当時の日本は「入院」のほか選択肢がなかったのです。30年以上前の日本バブル時代、これらの特殊な能力を生かしながら生きていくための環境が整っていなかったと思います。

しかし、時代は変わっていきます。治療方法も変わっていきます。そして、社会から求められる能力も変化します。

ただ、その時代に応じてどんなに突出した能力があっても、社会の中で生かされるか、社会の中で悪用されるか、社会の中で生かされずにその他大勢と違うという理由で自尊心を傷つけられるか、次世代で開花するか、わかりません。

ここでも「看護」の目が大事です。看護の目とは何かといえば、常に他者を可能性のある者として見る目のことです。

実母を病理解剖した医学生

私が看護学生のころは手術室の実習がありました。30年以上前の前の話です。印象に残っているのは糖尿病足病変（糖尿病の人は足の血管が狭くなることや神経の機能が弱くなることによって、潰瘍ができたり、細菌や真菌の感染を起こしたりしやすくなる）のために壊疽《えそ》となり、足を切断する手術の外回り看護師の実習をしたときのことです。先生（医師）の名前も顔も思い出せませんが、糖尿病について、足病変について、ほかに同じような治療を必要とする末梢動脈疾患について質問されたことは覚えています。私は床に落ちた血液のついたガーゼを拾い集める手を止めて、考えながら答えていると「手を止めないで、答えなさい」と言われました。「それなら質問するなよ」と思いました。ガーゼを集めるという作業と記憶をたどり答えるという作業を同時にはできませんでした。苛立ちと骨の焼け焦げるにおいが心の痛みを感じていました。

「学生さん、そこのバケツ持ってきて」と先生に頼まれました。私は「はい」と言って、先生の近くまでバケツを持って行きました。どこにでも売っているようなバケツにビニール袋が入っていました。「思っているより重たいで」と先生が言いました。片手には、膝から下の切断した足を持っていました。私はこのバケツに足を入れるのだと悟りました。そして、重たいのだと覚悟して「はい」と言いました。先生は私の持つバケツに、足を落とすように垂直に入れました。たしかに重く感じました。振り返って外回り看護師さんの顔を見ると、切断した足をどう取り扱うかを説明してくれたので言われたとおりにしました。先生はまた術野《じゅつや》に向かいながら「看護婦さんになろうと思う人は、足を渡されても平気なんやな」と言いました。器械出し看護師さんが「あの子たちは新人類だから、ちょっと私たちとは感覚が違うのよ」と言いました。今も昔も変わらないジェネレーションギャップです。私は切断した足を受け取った時点で、気分が悪くなって倒れたり泣き出したりするのが正解だったのかと思いました。

実際のところ、私はそのときの切断された足がどんな感じだったのか思い出せません。ただ自分が生き延びるために、すべての感覚を停止させ黙々と実習をしていました。自分自身に余分な感情や患者さんのヒストリーを取り込まないようにしていました。一瞬でもそれらを取り込んでしまったら嘔吐してしまいそうでした。私はひたすら思考停止した爬虫類のように、じっと時が過ぎるのを待つだけの人になっていました。

実習が終わり寮に戻ると、その日の晩ごはんは鶏の照り焼きでした。鶏の皮を眺めながら、いろいろ考えそうになりました。しかし、糖尿病足病変で壊疽となり患者さんの生命を守るために切断した足と、私の命をつなぐために犠牲になった鶏は何の因果関係もありません。「いただきます」と言って鶏肉を食べました。流し台には鏡がありました。鏡の中の私は、一日中サージカルキャップをかぶって実習をしていたので、海苔弁当の海苔がはがれたような前髪になっていました。ため息が出ました。ため息しか出ませんでした。

その日の夜でした。寮に病院から電話がありました。「ゼク（病理解剖）があるから、該当者は白衣に着替えて、「解剖室に来なさい」と言う主旨でした。今の時代では考えられませんが、私の通う看護学校の3年生は、突然、病理解剖の見学がありました。「該当者って、私や」。私を含む4人が、慌てて白衣に着替えて病院に行きました。寮と病院はわずか5メートルほどでした。更衣室は寮の1階にありました。足の切断の次は病理解剖でした。

死亡した患者さんは、多臓器に癌が転移した女性でした。とても痩せていて、ちょうど今の私と同じくらいの年齢でした。見覚えのある医師が二人と、あと一人、若い男性が一人いました。医学部の学生さんでした。夜の病院、地下の解剖室は床からシンシンと冷えホルマリンのにおいに包まれていました。そのため、目や耳からに入ってくる情報はいっさい頭に入ってきません。

しかし先生たちは会話の中で、医学部の学生さんに対し「お母さんの黄疸は……」と言っていたことには気づきました。途中で、先生が「あ、看護学生さんたちに言ってなかったね。ご遺体の息子さんが医学部の学生なので一緒に学んでいるんだよ」と言いました。思わずのけ反ってしまいました。

医学生は先生の話を聞きながら、母親の臓器を切り取っていました。そして何やら質問をしていました。私たちは教科書で学んだものとはかけ離れた血の通っていない臓器、しかもがん細胞だらけの臓器を見学してその時間を終えました。

私たちは医学部の学生さんに「貴重な体験をさせていただきました」と挨拶をしに行きました。彼は、マスクとサージカルキャップをはずして私たちに頭を下げてくれました。彼が顔を上げたとき、涙と鼻水でぐしゃぐしゃになっていました。私たちも一気に涙があふれ出し、しばらく5人で嗚咽しながら泣きました。私たちはほかに何の言葉も出てこず寮に戻りました。ホルマリンのにおいを身にまとったまま4人で寮のお風呂の湯船につかりました。オヤジのような声を上げながら、湯の中に身を投げ出しました。私は「生きている」と感じたらまた泣いていました。

この日、あの医学生と私たち4人が一緒に大泣きすることがなかったら、私は切断した足を持っても何も感じようとせず、晩ごはんに鶏肉を食べて、最低限の生命活動をしているだけの人間になるところでした。

私は私として感じたことを生かし、自分の言葉や態度で表現しなければ「看護」という行動につながっていかないのだと学んだ一日でした。

はじめて文字盤を使った日の実習

「と」

「け」

「い」

「み」

「ぎ」

30分かかりました。

「時計を右に動かしたらいいのですね?」

「YES」

私は、ベッドサイドでガッツポーズをしました。患者さんも笑っていたように見えました。

三浦さんは、筋萎縮性側索硬化症（ALS）のため一日の大半をベッドの上で暮らしていました。ALSは運動神経が障害され、体を動かすのに必要な筋肉が徐々にやせて力がなくなっていきます。有病率は10万人あたり7~11人で、主に中年以降に発症します。三浦さんも50歳代半ばの女性でした。構音障害（音を作る器官やその動きに問題があり発音がうまくできない状態）が進行しており、呼吸困難のため気管切開の処置を行っていました。そのため発語ができませんでした。眼球運動と瞬きすることができたので、文字盤を追視することでコミュニケーションをとりました。

三浦さんのベッドの周りを整理しているとき、指導看護師さんと一緒に体の向きを変えました。そのとき三浦さんは何か言いたそうでした。「文字盤を使ってお話ししてみたら？」と指導看護師さんに促されました。そのまま指導看護師さんは、次の患者さんの所に行ってしまいました。

私は、はじめて文字盤を使って話をします。文字盤を持つ手が震えました。三浦さんは眼球運動と瞬きで、文字を追っていきました。「ＹＥＳ」の場合は、瞬きをしてくれます。「ＮＯ」の場合は、眼球をそらすという決まりがありました。私の背中に汗が流れていきました。私は必死でした。三浦さんが何を言いたいのか知りたくて必死だったのではありません。私にできるだろうか、私は低い評価を受けることはないだろうかと不安でした。いつも登場する稚拙で小心な私です。

一文字もわからないまま、５分、10分と経過しました。中腰の私の腰も足も、文字盤を持つ手も限界ではないかと思いました。「もう無理です、看護師さん。お願いします」と言えば済むのではないかと考えはじめていました。私はいつも自分で自分の限界をつくっています。

ただ表情を一つも変えることのない三浦さんが、真っ直ぐに私を見ていました。黒目と瞬きで何かを伝えようとしていました。それが三浦さんの存在そのものでした。単純に応えようと思いました。率直に言えば成り行き上、やらざるを得なくなっていました。

まず「と」がわかりました。嬉しかったです。「け」がわかりました。なんとなく要領が分かってきました。冷静になって振り返れば「と」と「け」とくれば、「時計」じゃないかと思います。それ以外の言葉を思いだすほうが困難です。そのときの私には、文章を作らなければならないという思い込みがありました。「と」と「け」のあとに続く文章です。あ行の中の「い」がきました。「時計ですね。時計をどうしますか」とまた焦りはじめました。焦ったらダメだ、冷静にならないとコミュニケーションはとれない、今はわかります。でも、そのときはわかっていませんでした。「時計をどうしたいんだ」という焦りが、冷静さを失い意思疎通に影響を及ぼしていました。

三浦さんが私に付き合ってくれたことに感謝しています。35年たっても色あせない胸に迫る体験でした。なぜ、忘れられないかといえば、私の感情が激しく揺さぶられ、結果、喜びとして着地したからだと思っています。

文字盤を使ったコミュニケーションだから、時間がかかったのではありません。焦ったり、思い込んだりすれば、コミュニケーションは歪み、嫌味さが伝わります。私が、素直に相手を理解しようとしない限り、相手を理解することはできないという体験でした。

新人看護師、女子閉鎖病棟で働く！

私の新人看護師時代は、精神科女子閉鎖病棟で働きました。

統合失調症の伊藤さんは、20歳で発症し、入退院を繰り返していました。私と伊藤さんが出会ったのは、伊藤さんが50歳ぐらいでした。10年以上前に乳がんを患って手術をしました。それ以来、お乳を隠すようになり、外に出るのを極度に嫌がり買い物や散歩に行くこともできなくなりました。そして精神症状も悪化したため精神科病棟に入院することとなりました。今回の入院は長期化し両親は他界し、きょうだいとは疎遠になっていました。

私は、伊藤さんの担当看護師になりました。伊藤さんはお散歩もお買い物も嫌がっていたので、私が代わりに日用品やおやつなどの買い物をしていました。いわゆる代理行為です。

私は、伊藤さんに「お買い物に行ってきます。おやつは何がいいですか」と尋ねると、伊藤さんは「ウインナー」と言います。「いつものウインナーですか」と問うと、伊藤さんは目を合わせることもなくうなずきます。伊藤さんはウインナー以外を要求しない、という設定のうえで一応訊いている私がいました。

買い物かごにウインナーを入れながら、「これは、看護か」とぼんやり考えました。看護と思って行う行為と、買い物と思って行う行為とでは意味が違います。新人看護師の私は分かっていなかったのです。

ある入浴の日、伊藤さんは乳房を隠しながら、服を脱いでいました。伊藤さんの入浴はカラスの行水でいそいそと上がってきて着替えます。「背中、流しましょうか」と声をかけても「いらん」と言われます。お風呂あがり、伊藤さんの体に水滴が残っていたので、私は「少し拭きますよ」といって拭いていると、片方の乳房にしこりがあることを発見しました。

「伊藤さん、これはいつから?」

「前から……」

「気づいていたんですか」

「うん」

伊藤さんは、涙をいっぱい溜めてうなずきました。そして、いつものようにそそくさと着替え、片方のお乳を隠すようにして部屋に帰っていきました。

結局、伊藤さんは乳がんでした。あわただしく手続きが終わり、どこにも出たがらなかったはずの伊藤さんは外科病棟に転棟し手術を受けました。手術に必要な準備物は、私が代理行為として買い揃えて見送りました。手術を終えた伊藤さんは安堵の表情を浮かべていました。

当たり前ですが、伊藤さんはウィンナーだけを要求する人ではありません。もう片方の乳房にできたしこりの存在を言えずにいたというよりも、私が聴く耳を持っていなかったのです。

関心を寄せていなかったのです。看護なのか、看護でないのかもわからず働いていたので当然の帰結です。伊藤さんは一人で悩み、どうすればいいかわからずに時が過ぎていくことに身をゆだねていたのです。

私は知識も経験もなかったうえに、話し合うことも学ぶこともしませんでした。かごの中の小鳥のようでした。小鳥は、そのかごの中が世界のすべてだと思っています。そして「普通だ」と信じてしまいます。だから、飛び立つことさえ試みようとしません。かごの外の世界に、自分から飛び出していくチャンスは日常のあちこちに転がっていることを伊藤さんは教えてくれました。

長谷川さんが最期に会いたかった人妻

長谷川さんは、入れ墨彫り師でした。60歳にはなっていませんでした。スキンヘッドでがっちりとした体格で、体のあちこちに入れ墨がありました。時々、よくわからないような入れ墨がありました。私が彼の体を拭きながら「これは何ですか?」と訊くと「失敗作」と言って亀のように首をすくめました。怖い人なのか、おちゃめな人なのかよくわかりませんでした。長谷川さんは、私の腕にも入れ墨を入れたいと言いました。「どんな入れ墨ですか」と訊くと「パンジー」と答えました。「風が吹くと笑っているように見える」と耳を疑うようなことを言う人でした。

長谷川さんは普通の腰痛だと思って受診した結果、前立腺がんが腰椎に転移していたことがわかり入院となりました。進行が早く、入院して間もなく下半身が動かなくなり他臓器への転移も発見されました。

本人は積極的な治療は望まず、「痛みさえとってくれたらいい」と言っていました。家族とは疎遠になっており誰も面会に来ませんでした。連絡をしないのかと何度か確認しましたが、頑なに拒否しました。主治医や看護師とのカンファレンスで、本人の意見を尊重することとなりました。

いよいよ長谷川さんは、話せる日もあれば、話せない日もあるといった状況になりました。ある日、私は彼の身の回りのケアをしながら「ところで、どなたに会いたいのですか。私が代わりにお電話しますよ」と言うと、しばらく深刻そうに考えていました。ペンと紙を貸してと言うので、差し出すと電話番号を書きました。「覚えているんですね。よかったです。じゃあ、電話しておきます」と言うと、私の腕をつかみました。

「やっぱりやめとく」

「ん？ 会いたい人なんでしょう」

「……」

長谷川さんは、やたらと思案していました。いつもの顔ではないので「○○組の親分ですか？」と言うと、真顔で「違う」と言いました。ここまでじらされると、私も是が非でも聞きたくなりました。しかし、問い詰めると答えなくなるのは世の常です。「わかりました」と言って、退室しようとしました。長谷川さんは、私の背中に向かって「人妻やねん」と言いました。想定外の答えでした。これは私一人でどうしようもないと思って、主治医や看護師長さんを交えて話し合いをしました。結果、連絡をすることになりました。

40歳代半ばの女性でした。電話をするととても驚いており、彼と連絡がつかないことで心配していたようでした。彼女はさっそく面会に来てくれることになりました。長谷川さんに伝えると目を真ん丸にして喜んでいました。舌を出して手に唾をつけて、髪の毛を整える真似をしたり、ネクタイを直すしぐさをしたりして上機嫌でした。

彼女が来ました。長谷川さんの「人妻やねん」の言葉から想像していた私の「人妻」のイメージとははるかに違う人物が登場しました。まず、目に飛び込んできたのが艶のないロングヘアです。白髪と黒髪と茶髪が混合した何ともオリジナリティあふれるヘアスタイルでした。全く化粧をしていませんでした。とても細身の体にヒョウ柄のTシャツと模様の入ったジーンズ、いわゆる商店街コーディネートでした。手には大手家電店の開店セールで配布していたバッグを持っていました。我が家にもあるので間違いありません。久しぶりに彼氏に会うというのに化粧もせず、おしゃれとも言い難い身なりでした。「本当に連絡が取れず心配していたのか。急いできてくれたのか」と思いました。私は挨拶をして部屋に案内しました。挨拶をした際、彼女は愛想よく笑ってくれました。ちょうど左の上側の切歯《せっし》が抜けていました。私は彼の前で笑うときは「手で口を押さえたほうがいい」と余計なことを思いました。

彼女を部屋に連れていったとたん、二人は久しぶりの再会に手を取り合っていました。彼女が「やせたね～」と声をかけると、長谷川さんは間髪入れず「ダイエットしてるねん」と言いました。私はお邪魔のようだから黙って退室しようとすると、二人が満面の笑みで「ありがとう」と言ってくれました。彼女は左の上側の切歯がないから笑わないほうがいいと思ったことは、もうどうでもよくなりました。長谷川さんは、彼女の歯の抜けていることを気にしていません。歯が抜けていても最期に会いたい人として愛されていたのです。

しばらくして、彼女がスタッフルームに来て「食べたらあかんものあるの」と訊いてきました。「特にないですよ」と答えました。「売店でアイスクリーム買ってこようと思うんだけど」と言うと、たまたま私の隣にいた主治医が「いいですよ、食べてもらって。屋上とかに行ってもいいですよ」と付け加えました。主治医は簡単に言ってくれますが、長谷川さんを屋上に連れていくにはベッドごと行くほか選択肢はありません。ストレッチャーに移すことも困難なほど骨に転移しており痛みを誘発させるからです。

彼女は売店でイチゴのかき氷を買ってきて「屋上で食べます」と言ってにっこり笑いました。私はいちいち欠損歯が気になりました。私は主治医に「先生もついて行ってくださいね」と言って、主治医と私と長谷川さんと人妻の4人で屋上に行きました。もちろんベッドごとの大移動です。

夏の天気のいい日でした。陰になっている部分にベッドをとめました。彼女は一つのイチゴのかき氷を先に自分が食べ次に彼に食べさせ、かわるがわる食べていました。突き抜ける青空と入道雲、見下ろすと緑地公園があります。イチゴのかき氷をかわるがわる食べながら話をしています。微笑ましい時間ですが急変することも考えられました。少し離れたところで主治医と私は、二人を眺めたり目をそらしたりしていました。最期に会いたい人に会えてよかったと思いました。白衣のポケットに手を突っ込んだまま壁にもたれている私よりも若い主治医は、この光景をどのような感情で見ているのか横顔だけではわかりませんでした。

そういえば以前、私の腕に入れ墨を描きたいと言ったパンジーの花は、彼女のことだったのかと考えました。彼女はパンジーというにはほっそりしすぎています。それに何度も言いますが笑わないほうがいいように思います。花にたとえるならネジバナのようにシュッとした人です。彼に最期に「安らぎ」を与えることのできたたった一人の女性でした。

「さあ、そろそろ病室に戻りましょうか」と主治医が声をかけました。二人は手を上げて、「OK」と言いました。シーツには、かき氷をこぼした赤いしみと甘いにおいが残されていました。

それから1週間、長谷川さんは夕方にあっけなく旅立っていきました。彼女に連絡をしましたが「今日は出ていくことはできません」と言いました。淡々とした言葉遣いが、かえって爆発しそうな感情を抑えていると感じました。私たちスタッフは「そうだな、晩ご飯くらいの時間だからな」と話を収めました。ご遺体は、病院から自治体に連絡し引き取りに来てもらうことになりました。

孤独死をネガティブに言う人もいます。私は周りに誰かがいるとかいないとかというよりも、死んでいく前の限られた時間、何ができるのか、何を思うのか、誰といるのか、どんな空間なのかを大切にしたいです。このことは、みんな違っていていいと思います。決まっているものではありません。

大切な人が死んでいった後、悲しむこと、嘆くこと、会いたい人に会いたいと思うこと、ためらうこと、双方を思いやりすぎてモヤモヤする気持ちは『万葉集』の時代から変わっていない人間の普遍的な感情です。味わいつくしたほうがいいと思いました。すべて芸術になるからです。

天使たちの「粋な計らい」

真

夜中にナースコールがありました。後藤くん、17歳です。「僕は死にたくない」と言いました。

後藤くんは、デュシェンヌ型筋ジストロフィーでした。

デュシェンヌ型筋ジストロフィーの原因となるジストロフィン遺伝子の変異は性染色体の「X染色体」の上で起こります。染色体の一つに性別を決定する性染色体（X染色体とY染色体）があり、男性はX染色体とY染色体を1本ずつ、女性はX染色体を2本持っています。したがって女性の場合、もし片方のX染色体上にジストロフィン遺伝子の変異があってもジストロフィンは作られるため、一般的にデュシェンヌ型筋ジストロフィーを発症することはありません。しかし、男性の場合はX染色体が胃一つしかないため、X染色体上のジストロフィン遺伝子に変異があるとジストロフィンは作られず発症します。デュシェンヌ型筋ジストロフィーでは遺伝が6割、突然変異が4割といわれています。

後藤くんは「僕は死に抗う。人工呼吸器もつける。胃ろうもつける。お父さんやお母さんよりも先に死にたくない」。彼は、私に「死にたくない」と言いたいがためにナースコールを押してきました。ナースコールを押したと表現しましたが、実際のところナースコールを押す筋力もありませんでした。だから息を吹きかけるタイプのブレスコールを使用していました。

後藤くんの話は続きました。「間違っていると思うか」と白目が光りました。彼は眠れない夜に考えていたことを吐露しました。隣のベッドの人工呼吸器の音より、私の心臓の音のほうがはるかに速くて大きいと感じました。返す言葉など持ち合わせていません。とにかく私はこの場から逃げ出さないと決めました。「死にたくないよう」と言って泣きだしました。私は、後藤くんの腕をつかみました。細すぎて骨をつかんでいるようでした。ギラギラとした目と、途方に暮れた思考は眠る気配など微塵もありませんでした。つかんだ骨から後藤くんの緊張感が伝わってきて、私の交感神経も高ぶりました。真夏の夜勤はスタッフルームが異常に暑かったので、私のポケットには扇子が入っていました。片方の手で後藤くんの骨をつかみながら、もう片方の手で後藤くんを扇子で扇ぎました。小さな風が後藤くんの頬に届いていました。

この病気は骨格筋障害による運動機能低下が主であり、知覚や感覚は維持されています。後藤くんは「児玉さん、右に体を向けて」と言いました。私の居る位置の逆方向に向けてほしいと言っています。「私に背を向けたいのか」と思うと胸が痛くなりました。私は、扇子の手をとめて、後藤くんの体を右向きにしました。枕の位置やお尻の位置、足の位置など患者一人ひとり違っていました。

体を動かすと痰がでてきます。喉の奥がゴロゴロ言いはじめたので痰を吸引しました。ズズズズズズズルズルと痰を引く音と枕灯が二人を包んでいました。

「児玉さん、寝るわ」

「うん」

「まだ、俺、生きている。風を感じることができた」

と言いました。扇子の風が届いていました。

でも後藤くんは、夜勤明けの朝、開放感に満ち溢れた気持ちで電車を待つホームの風とか、海が見えてきたからといって思わず車の窓を開けたときに飛び込んでくる磯のにおいのする潮風とか、そのときBGMを変えようという気持ちになる感覚とかを知らないのだろうなと考えながらスタッフステーションに戻りました。

後藤くんは尾崎豊が大好きでした。ビルの谷間の風や夕焼け、街路樹は病院の中から感じることも見ることもできません。しかし後藤くんは、尾崎豊の生に対する葛藤に共感していました。尾崎豊の死の一報は、私が後藤くんの着替えをしているときに院内学校の先生から聞きました。後藤くんは、顔を真っ赤にして「うぉーうぉー」と吠えました。そして動かせる限りの筋肉を動かして、悲しみと怒りを表しました。「お前は死んだけど、僕は生きてやるからな」と言っているのだと思いました。

後日、「難病の子ども」をテーマにしたテレビの取材が入りました。後藤くんは「神様に選ばれた人だけに与えられた肉体をつかって、どう生きるかをもがいている」と言いました。私は自宅でテレビを見ながら、生きる力とはもがく力なのかと思いました。テレビ用のコメントだと思いました。

後藤くんのお母さんは二人の息子を亡くしました。一人は後藤くんの兄でした。後藤くんの兄は、10歳のとき亡くなりました。もう一人は後藤くん、20歳でした。二人とも同じ病気でした。彼女が子どもを産み育てた20歳代から子どもたちを見送った50歳まで、どれだけの涙を流し、これが自分の人生だと受け入れるまでの七転八倒するさまを私は容易に語ることができません。

そして、後藤くんが亡くなってから30年近くが経過しました。偶然にも「お母さん、お元気で暮らしているようですよ」と風の便りが届きました。「よかった」と思いました。

「でもね、お二人の息子さんのお名前が、どっちがどっちかわからなくなっているみたい。すごくニコニコしているんだけど認知症がすすんでいるみたい」とのことでした。

後藤くんのお母さんが元気ならよかったです。私は、後藤くんのお母さんの泣き顔しか思い出しません。ときには悲しくて泣いていました。ときには怒りに狂って泣いていました。またときには、無力感に打ちひしがれて泣いていました。とにかくよく泣く女性でした。そんなご婦人の今が笑顔ならよかったです。

彼女の人生の交響曲に欠かすことのできない息子たちの音が、記憶の片隅で奏でられているのであればよかったです。すべて細かく記憶しておかなくてもいいのです。忘却とは、天使たちの「粋な計らい」だと思いました。天使たちに見守られた笑顔のご婦人を思い描き、私は目頭を中心にして身体の隅々まで温かくなりました。30年の時を経て「看護」を感じました。

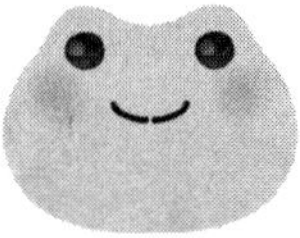

看護師さん、俺の話を聞け!

私が原さんの病室に入ると、原さんは片手を上げてタクシーを止めるかのように私を呼び止めました。原さんは「手術したところ痒いわ」と言いました。「コルセットしているから、痒いですね」と言って私は通り過ぎました。

そのあとすぐに、原さんは別の後輩看護師にも「手術したところ痒いわ」と言いました。その後輩看護師は「痒いんですね。みてみましょう」と言って、原さんにベッドに横になってもらいコルセットをはずして手術をした背中をみていました。「傷口は、きれいです。テープかぶれもしていません。コルセットで赤くなったりしていませんね。でも、痒いんですよね。掻いておきますね」と言いました。

「うおお~気持ちいい。もうちょっと右、もうちょっと左、ありがと、ありがと、よかったわ、傷口も順調で」

私は、その一部始終を隣のベッドの患者さんのケアをしながら聞いていました。悔しかったです。私の存在は看護師ではなかったからです。乗車拒否をしたタクシードライバーのように不愉快な存在でした。

そして、原さんは背中が痒いことだけを言いたいわけではありませんでした。ちゃんと治っているのか、コルセットが窮屈だ、テープかぶれしていないか、手術をしたのは間違いではないのか、足のしびれはまだ残っているぞ、手術が終わって回復してきたら看護師さんたちはあまり気にかけてくれないな、いろいろいろいろ、言いたいことがあったはずです。気がかり、不安、心配、不快感、不信感、疑問が渦巻く患者さんの心の内を一つたりとも察することのできない私でした。

ちゃんと足を止めて、患者さんのほうに体を向けて、話を聴いて、目で診て、手で触って、関心を寄せないと看護ではありません。

原さんは、70歳の男性、腰部《ようぶ》脊柱管《せきちゅうかん》狭窄症《きょうさくしょう》でした。手術は腰椎椎体間固定術（神経の圧迫を解除し腰椎を安定させるために固定する手術）でした。長らく下肢のしびれや痛みに悩まされてきましたが、残りの人生まだまだやりたいことがあると、一念発起して手術に臨んだのです。

「俺の話を聞け」と言って、しゃべりはじめる患者さんばかりではありません。たくさんお話をしてくれるからといって真意であるとは限りません。忙しいからできないとか経験が浅いからできないとかでもありません。また、たくさんお話をする人に振り回されて、遠慮して何も話さないでいる人が何も言いたいことがない人ではありません。丁寧に看護をするかどうかで「思い」を打ち明けてもらえるのです。

いつからでもスタートラインに立つと決める

山崎さんは、突然の事故によって不自由な体になりました。首から下が動かなくなりました。知覚もありません。山崎さんは、たった1回以外「つらい」と言いませんでした。1回だけ「手さえ動くことができたら、死にたい」と言ったことがありました。「妻には言わないでほしい」と言いました。「心配させたくない。犯罪者にもさせたくない」と言いました。そこまで追い詰められていたのかと、私は固唾をのんで話を聞きました。

後日、山崎さんの部下が4人ほど面会に来ました。大勢の部下に慕われている課長だと思いました。終始にこやかに会社の様子を聞いて笑っていました。きっと楽しい話をしているに違いありません。部下たちは彼を憐れんだり、一緒に泣いたり、おせっかいなアドバイスをしている様子はありませんでした。看護師より看護でした。

たとえ、病気や障害をもつことになったとしても、社会人としての自己さえ奪われなかったら自分らしく生きていけると思いました。社会人としてのその人を奪っているのは誰だ？　病院か？　社会か？　人々の偏見か？　と考えました。病気や障害によって生活を変化させる必要があります。だから「よかれ」と思って退院指導や内服指導をします。社会人としてのその人の側面を無視した対応、社会人としてのその人を奪っていたのは私でした。

山崎さんは、40歳の男性でした。奥さんと小学生のお子さんが二人いました。これから先どうなっていくかわからない状態でした。わからないということが何よりも不安だったと思います。山崎さんの奥さんは、大学を卒業して結婚するまで少し働いた経験がありました。結婚して二人の子どもを育てている最中は専業主婦でした。車の運転免許も持っていませんでした。山崎さんは、奥さんのことを下の名前で「奈津美」と呼んでいました。奥さんは彼のことを「お父さん」と呼んでいました。お父さんがいて、3人の子どもを養っているような関係に見えました。しかし不慮の事故は、そんな家族構成をいとも簡単に崩してしまったのです。

奥さんは山崎さんの入院中に、車の免許を取りに行きました。30歳代半ばまで車の免許が必要なかった暮らしには理由があります。車を運転したくなかったのです。教習所に通いはじめて、奥さんはみるみるストレスが溜まっている様子でした。

一度、本当にやつれはてた奥さんと面談室で話をしたことがありました。奥さんは床にへたり込んで泣きじゃくりました。「もう嫌だ」、「こんなはずじゃなかった」、「お父さんを殺して、私も死にたい」と言いました。「看護師さんの対応にも不満がある」と不満を書き連ねたメモ用紙をカバンから取り出して、一つずつ読み上げました。「ごめんなさい」と謝る以外ないどうしようもない内容もありました。そのときに言ってもらえない関係性だったということもわかりました。すぐにでも改善できるところは改善しようと思う内容もありました。そして奥さんが、メモに残していつか機会があったら言おうと思っていた時間を重ねていたことが私には堪えました。奥さんの感情を聞きながら、いくら噛んでも飲み込めないゴムの塊のようなものが胸につかえる感じが苦しかったです。その感情を抱いたまま、奥さんと一緒に私も床に座っていました。私は、脊椎を抜かれた霊長目のようなありさまでした。

奥さんは、苦手で嫌だという感情を抱えたまま教習所に通って運転免許証を取得しました。看護師みんなで拍手をしました。そして、山崎さんの大きなリクライニング付きの車椅子がすっぽり入る車を購入しました。若葉マークを貼るには不釣り合いな大きな車でした。奥さんは「練習のために病院まで車で来ました」と言っていたかと思うと、「週に一度、水泳を習いはじめました」と言って、火曜日だけは面会はお休みしました。さらにその車で「一人旅に行ってきます」と言う日もありました。

奥さんは歩きはじめていました。奥さんは山崎さんの介護以外に自分も大切にしていこうと決めたのです。山崎さんのお姉さんが来てくれる日もあれば、子どもたちが来てくれる日もありました。奥さんは積極的に人に依頼できる人になっていました。

そしていよいよ山崎さんは自宅に帰ることになりました。自宅も大幅に改造し、お風呂にも入れるようなリフトを装備しました。

退院後、ときどき外来でお会いすることがありました。元気そうでした。

自宅で暮らしはじめて5年目、クリスマスで街がにぎわっている暖冬の年の瀬、山崎さんは夜中、痰を詰まらせて亡くなりました。「おやすみ」といったら「おやすみ」と言い返し、それが最後の会話だったそうです。

その翌年、奥さんは介護福祉士の資格を取るため学校に通いはじめました。桜が満開の入学式、親子ほど年の離れた新入学生の中に奥さんがいました。奥さんは30歳代半ば、夫の事故をきっかけに介護をする傍ら、運転免許を取り、水泳と一人旅と楽しみ、40歳を過ぎてから介護福祉士として働きはじめました。そして、今もなお介護福祉士の仕事をしています。あの日あのとき、桜咲く木の下で、誇らしく凛として立っている奥さんは、笑顔のまま自分の軸がぶれることはありませんでした。

誰でも、いつからでも何かを始めていくことができます。そのスタートのきっかけは、さりげないものもあれば凄まじいものもあります。何に出くわしても、何かの始まりだと決めるのは自分です。

沈黙から伝わるメッセージ

阿部くんが、散歩に行きたいといったので一緒に屋上に行きました。もう肌寒い秋の気配を感じる日でした。風は冷たく感じましたが、日差しは温かかったです。見下ろせば、町並みは秋の色が広がりつつありました。

足を投げ出して、二人でベンチに座りました。彼の両足は義足です。幻肢痛（存在しない場所があるかのように痛みを感じること）に苦しんでいました。ベンチに座ったまま、長い時間、沈黙でした。グレーのトレーナーのフードをかぶって、ポケットに手を突っ込んで不機嫌そうに座っています。彼が散歩に行きたいと言うから一緒に来たのに「わー、気持ちいい」とか言いません。そんな気分じゃないから来ているのだと思いました。「どうする？これから」と訊いたところで「なるようにしかならない」と言うと思います。「頑張ってここまで来たじゃないですか」と叱咤激励すると「お前に何がわかる」と言うと思います。「言うと思います」という私の中の思い込みを何一つ言葉にできず、沈黙に耐えることしかできませんでした。

阿部くんは、20歳になったばかりでした。彼女との別れ話の後、原付バイクに乗って自分一人で事故に遭いました。ガードレールに滑り込み、両下腿の開放骨折のため感染症となり両方の膝を残して切断することになりました。

「そろそろ戻るわ」と言われたので、私はベンチから立ち上がりました。「あああ！　立ち上がるの早すぎ！　私！」と思いましたが後の祭りです。なぜなら、彼は松葉杖を使いながらゆっくり立ち上がるからです。手を伸ばして引き上げてあげたい衝動を抑えて、「ちっ」と舌打ちしながら痛そうに立ち上がるのを待ちました。「痛いですね」と言いたいのですが「ん」を引き出すだけなので、黙って見守りました。「見守る」といえば聞こえがいいのですが、正しくは「言葉が出ない」といった状態です。

帰りのエレベーターの中、私は「また、行きましょうね」と言うと、阿部くんは「さあ、どうかな」と言って首をかしげて笑いました。案の定、私が何か言ってもすぐに否定されました。ちなみに当時の私は、人から否定されることで自分の存在を表現することがありました。それは、自分が働きかけることによって、人から傷つけてもらうという存在証明技法です。傷つけてもらって「がまん、がまん」と言って自分に負荷を与え、頑張っているかのような自己陶酔に浸るのです。不毛の極みの技法です。そのうえ誰の得にもなりません。

阿部くんは部屋に戻るとすぐさま義足を取り外し、ベッドの下に転がしていました。私は小姑のように「丁寧に取り扱ってくださいよ」と言いたかったのですが、また言葉を飲み込みました。私は、なぜか阿部くんといると言葉が出ませんでした。思うようにしゃべれなくなりました。しかも、そのことを彼に見破られていました。「なんか、言いたそうやな、何？」と問われ、私は聞こえなかったふりをしたり、「別に」と言ったりしました。

阿部くんの自尊心は、急降下していました。しかし、その両足も、幻肢痛も、義足も、義足になった背景も愛せるようになる日が来ます。阿部くんにしかなしえない人生が待っています。みんな一緒である必要はありません。むしろ異なることは可能性だと思って向き合うことができる日が来ます。

そのことは、私の中で思っているだけで阿部くんには言葉で伝えていませんでした。そのときは伝わらなくても伝えておけばよかったと思います。いつか思い出してくれるかもしれないし、誰かに伝えてくれる言葉になるかもしれません。今後、阿部くんが様々なことに乗り越えた後に発する言葉は同じことを言っても重みがあります。言葉は何を言ったかよりも、誰が言ったかによってメッセージ性が変わるからです。

ゲートキーパーのいない医療

40歳前半の男性、谷村さんは、友人とゴルフの帰りに交通事故に遭いました。車が横転する大事故でした。友人二人は軽傷だったのですが、谷村さんだけ頭部の外傷がひどく、四肢の運動障害と視力の障害が残りました。谷村さんには若い奥さんとまだ幼い娘さんが一人いました。

谷村さんは、毎日リハビリをしていました。面会に来る奥さんや娘さんにもいつも笑顔で優しいお父さんでした。谷村さんは小柄で華奢な体型でした。事故の後、痩せたというよりも元来小柄な人でした。リハビリ室に行くときは、いつも濃い緑色のジャージのズボンを履いていました。Tシャツをズボンの中に入れていたので中学生の男子のようでした。そのうえ、視力障害があったので、エレベーターのボタンを押すのにも時間がかかっていました。少し焦っている小柄な後ろ姿が、「気の毒さ」として私の目に焼きつきました。私が代わりにボタンを押すことは簡単です。「でも、これもリハビリだ」と思って見守りました。私はその思いを押し殺して谷村さんに「リハビリ頑張ってますね」と声をかけました。谷村さんの笑顔は一瞬にして怒りに変わり、「俺にも患者になる前の人生があったんや」と言いました。谷村さんは怒り過ぎて、両手が震えていました。私は「ごめんなさい」と言いました。あまりにも大声だったのでびっくりしたことと、ぐうの音も出ない正論だったこと、そして私の傲慢さ、どれもこれも「謝罪」しかできませんでした。数秒後、谷村さんは私に「ごめんごめん」と言いました。私は首を横に振りましたが、きっと谷村さんには見えていなかったと思います。そのままエレベーターに乗り込んだ谷村さんを見送りました。さっきはあんなに大声を上げていましたが、エレベーターの人の中に入ると、隠れてしまいそうで弱々しい男性の後ろ姿でした。谷村さんは夫であり、父親であり、会社では同僚とゴルフを楽しむ課長さんでした。様々な役割を担っている人でした。

間もなくして、谷村さんはご自宅の近くの病院に移ることになりました。転院するとき、「谷村さん、あのときはごめんなさい」と謝りました。「気にしてないよ」と言ってくれましたが、やっぱり覚えていたのだと思いました。「谷村さん、病院が変わってもリハビリ頑張ってくださいね」と言いそうになって飲み込みました。本当に私はどこまでも「その人」を見ていないと思って悲しくなりました。

2か月ほどたってから谷村さんは、転院した病院で亡くなられたらしいという情報が入ってきました。転院した病院でも懸命にリハビリを頑張って外泊訓練ができるようになり、その外泊中、奥さんや子どもを残して自殺を図ったのでした。転院先の病院から、私たちの病棟で入院中にうつの症状や自殺をほのめかすような発言がなかったかという問い合わせがありました。主治医やスタッフは口々に「リハビリ頑張ってたよ」、「娘さんの写真を見せてくれた」、「タレントさんと一緒に写っている写真を見せてもらった」など、うつ症状とは無縁の思い出を語っていました。「明るくて、おやじギャグを言う人」などの印象で、うつ症状は見られなかったという結論に至りました。

しかし私は、エレベーターホールの前で怒鳴られた思い出がありました。そして、華奢で弱々しい印象さえありました。ザワザワしました。自分の眉間に深くしわが寄るのがわかりました。谷村さんは大勢の医療者に囲まれながら生活していたにもかかわらず、外泊先の自宅で死を選択したのです。幼い娘や愛する奥さんを残して、不自由な体で自死するまでの谷村さんの凄まじい苦しみや孤独感を想像しました。もしかして谷村さんは、自宅に帰って自死するまで回復することを目標にリハビリを頑張っていたのではないかとさえ考えました。私は異常絞扼《こうやく》反射（歯みがきなどのときに器具が口腔内に入ると吐き気がおこる反射）のような症状が出現し口の中が苦くなりました。

私はあのとき、谷村さんに謝っている場合ではなかったのです。「怒り」の奥にある感情を聴く場面だったのです。私だけが見た谷村さんの一側面だったにもかかわらず、「ごめんなさい」と言って見過ごしてしまったのです。悔やんでいます。何よりも後悔していることは私が怒鳴られたことをただ私が悪かったと思って片づけたこと、スタッフのみんなと違う印象があっても言えなかったことです。

唯一、今の私にできることは、谷村さんが人生の大ピンチに立たされて、将来を見据えたときに抱えていた不安や絶望、無力感、そして死を選択したこと、虎視眈々とその機会と方法を誰に悟られるわけでもなく計画していたことを何度も何度も振り返っていくことだけです。

ゲートキーパー（自殺の危険を示すサインに気づき、適切な対応を図ることができる人）を語るとき、危機理論を語るとき、怒りの感情について語るとき、いつも私は「谷村さん」を思い出し、生々しくもリアルな言葉で伝えていきます。私も社会の中でゲートキーパーとして暮らしていきたいと思っています。

ルーティンワークを研ぎ澄ます

当時、馬場さんは40歳代の男性、胃癌でした。

手術室勤務だった私は、馬場さんの術前訪問に行きました。手術室の中の様子や麻酔導入までの手順などを説明しました。しかし、私の言葉は馬場さんの頭の上を通り過ぎている気がしました。

術前訪問は、患者さんの心理的な準備をしてもらうことも目的の一つです。しかし、馬場さんと話していると、手術に対する不安を軽減するどころか余計に不安になっているのではないかと思いました。パンフレットもまだ途中だったのですが、

「私の話はこれくらいにして馬場さんが一番心配なこととか、聞いておきたいこととかありますか」

と聞いてみても

「ん〜まあ、別に」

という感じでした。

「ん〜聞いておいたほうがいいことは、聞きますよ。看護師さんが言わないといけないことを言ってくれたらいいです」

と言いました。

「私の言わないといけないことは終わりました。明日、私は馬場さんの手術につかせてもらいます。私は、お医者さんに手術の器械を渡す看護師ではなくて、馬場さんのそばにいる役割です」

「ふ～ん。ドラマで見るやつやな」

「ドラマで見ましたか」

馬場さんは少し下を向いて片方の頬だけで笑っていました。

働き盛りの馬場さんの胃癌の手術の前日に、初めて会う看護師に何を言っていいかわからないのは当然のことです。術前訪問が義務化したり形骸化したりする危険性をはらんでいるのは、このような関係構築のプロセスに困難感があるからではないかと思います。

手術当日、手術室の入り口で馬場さんを迎えました。

「こんにちは。昨日訪問した看護師の児玉です」

「あ、こんにちは」

手術室の中に入って手術台に仰向けになってもらいました。馬場さんが天井を見上げたとき、無影灯が目に入らないように避けておきます。昨日説明した通りの手順で、二人の看護師で声を出しておこなっていきます。「血圧を測りますね」、「胸にシールを貼りますね」と無駄なく行います。お互いに役割が決まっています。「看護師さん、昨日の説明通りやな」、「はい、そうですよ」と話をしました。

そして手術は無事終わりました。馬場さんが麻酔から覚醒するとき、主治医、麻酔科医、私がそばに居ました。かすかに目を開けたとき、「終わりましたよ」と静かな声で言うと馬場さんはうなずきました。手を握ると握り返してくれました。

基本的に術前訪問をした看護師が術後訪問を行います。私が病室を訪問すると、馬場さんはベッドサイドに腰をかけていました。傷口も思ったほど痛くないこと、想像以上に調子がいいことなどを話してくれました。手術前の重い空気は払拭されていました。

「手術室看護の向上のために、なにか改善したほうがいいことがあれば教えてください」と言うと「こんな仕事があるんやなと思った。僕らの営業の仕事はお客様の個別に応じて対応しましょうってよく言うんだけど、ルーティンワークをどれだけ確実にできるかで信頼度は上がるよね」

と、少し伸びたひげを撫でながら笑っていました。

手術室で必要なルーティンワークは、スタッフも患者さんも安心して手術ができる環境をつくることです。誰が何をする、どのようにする、なぜそれをするということを理解して時間内に行動します。ベテランの手術室看護師は「F１のタイヤ交換」の例を挙げて教えてくれました。

二人の看護師がお互いに依存関係や上下関係があっても負担や無駄が生じます。一人ひとりの自立した看護師としての完成度を高めることによってチームの精度が上がります。精度が上がると、患者の個別的な対応、緊急性のある対応に時間をかけて取り組むことができます。私は、何度も何度も空気を読み合うことができずに、足並みをそろえることができませんでした。でも、ごくまれに「よっしゃ」と思う日もありました。

手術室に限らずチームで取り組む看護は、実践の再現性を高める探究から始まります。患者さんが健康を回復していくための看護の実践は、再現が可能なものを増やしていくことであり、問題探しではなくうまくいったことを喜び合うことが大切だと思います。

手術の前に言いたかったこと

「自分の人生のハンドルは自分で握る」という言葉を耳にします。そのたびに「私、運転しないいんだよね」という気持ちになります。もちろん「自分の人生のハンドルは自分で握る」という意味は車の運転をするかどうかの問題ではありません。もしかしたら、私は助手席に乗っている人なのではないかとさえ思ってしまいます。

手術を受ける前の患者さんに「何か訊いておきたいこととか、不安なこととかありますか」と尋ねることがあります。そのときに「俎板《まないた》の鯉《こい》ですから」と言う患者さんがいます。「俎板の上で料理されようとしている鯉（魚）のように、相手のなすがままになるよりほかにどうしようもない状態」をイメージしているのだと思います。鯉は川から釣り上げられバタバタしていますが「へいへいわかりました。ここが俎板ですね」といって、俎板の上に自ら横になったりしません。屁理屈かもしれませんが「俎板の鯉」のような気持ちになるというのは、相当な覚悟を乗り越えているのではないかと思います。しかし、私は来る日も来る日も手術をする患者さんと出会っていると、ときどき一人ひとりの患者さんの「俎板の鯉」の覚悟を理解せずに通り過ぎてしまうことがありました。

それは、1回や2回ではありません。患者さんから「看護師さん、忙しそうですね」や「看護師さん、何も説明を聞いてないけど」という言葉はサインです。このサインを聞くと「はっ」として「ぞっ」とします。

「看護師さん、忙しそうですね」については「忙しそうだから言いたいことも言いませんけどね」のサインです。「看護師さん、何も説明を聞いてないけど」に関しては「看護師さんは、話を聞いてください」のサインです。

最も意外だった手術前の患者さんの「言いたいこと」がありました。それは70歳代の男性の島田さんでした。手術前日のことです。廊下を歩いていた私に「看護師さんは、なんも説明してくれないいんだけど」と言って呼び止められました。「キター」という感じでした。「あ、お部屋に伺って説明します」というと「あんたも忙しいやろ」と急に恐縮するので「今、大丈夫です」と言いました。島田さんは個室を希望して入院していました。手術のオリエンテーション用紙も何度も読み直した痕跡がありました。必要物品もきれいに袋にまとめて入れてくれています。

島田さんは、私と同じ和歌山県生まれでした。なれずし（和歌山の郷土料理で、さばの押しずし）が好き、大企業に勤めていた息子さんが退職して家業を継いでくれていて、お嫁さんは元CAさん、それでお祝いをしてくれる人が大勢すぎて結婚式を2回も挙げたそうです。お孫さんはまだ小さくて、お嫁さんがイライラしていて近寄りがたい、そのほか省略しますが、面白い話でした。自慢話のような武勇伝のような話でした。ときどき大声で顔を真っ赤にして笑っていました。私も大笑いしました。急に静かになって「ああ、看護師さん、もう戻りや」と言われました。一言も手術の説明はしていませんが「明日の手術のことはわかったわ」と言われました。

島田さんは、手術の前にどうしても言いたかったこと、俎板の上に横になる前に伝えておきたかったことは「あのとき、非難する人もいたけど今となれば間違えていなかった」、「反対されたこともあったけど、まあ、うまくいった」ということを自分で確認しているようでした。誰にでもあることだと思いました。俎板の上に横になる前にクリアにできたのならよかったと思いました。島田さんが退院するとき「体に気を付けや」といって背中をバーンとたたかれました。私がよろよろとよろめいているうちにエレベーターのドアが閉まり帰っていってしまいました。あっさりとした別れ際でした。

患者さんを見ていると、人生の中で起こるいろいろな偶然も「自分の人生のハンドルは自分で握る」に値するのかと考えてしまいます。自分の知っている自分以上に大きな自分に見守られているように感じます。

成人女性のおむつとトラウマ

星野さんは、20歳代の女性でした。ある日、一人暮らしをしていたマンションの2階のベランダから飛び降りて腰椎の圧迫骨折をしました。そのため、脊髄損傷となりました。2階のベランダから飛び降りた理由は、元彼が、突然侵入してきたからです。飛び降りるという選択に迫られた恐怖とはどんなものなのかと考え、激しく揺さぶられるものを感じました。

私が星野さんと出会ったのは、事故の直後ではなく退院後に自宅で生活していたときですが、星野さんは腰部以下の麻痺があるため仙骨部《せんこつぶ》に褥瘡《じょくそう》ができました。褥瘡は深く、改善の兆しがないためポケット（皮膚の下に広がる組織の損傷によって生じた空洞）を切開し、創内《そうない》の感染した組織を除去し縫合するという手術をするために入院してきました。

きれいな顔立ちと真っ黒なセミロングの髪、ノーメイクで日焼けしたような肌が印象的でした。なんでもはきはきと答えてくれました。対照的に付き添っていたお母さんは、終始不安げな表情をしていました。

術後は便失禁や尿失禁で傷口が汚染されないように創部は保護されますが、しばらくは紙おむつを着用してもらうように説明しました。お母さんは「売店で買ってくるわね」と言って立ち上がりました。お母さんの早い反応に違和感がありました。星野さんとは、たわいもない話をして病室に案内しました。褥瘡予防用のマットがふかふかしていて、車椅子からベッドに移動してもなかなか慣れない様子だったのでおもわず笑顔になりました。笑うともっと美人だと思いました。

ちょうど、お母さんが売店で紙おむつを買って戻ってきたところでした。憔悴している表情でした。「ん?」と私がお母さんの方に目配せをすると、お母さんが紙おむつを持ったまま下を向いてしまいました。お母さんの背中を支えながら、さっきまで使っていた面談室に誘導しました。私が手を添えたお母さんの背中はしっとりと汗ばんでいました。私がドアを閉めるや否や本当に泣きはじめました。50歳代後半、星野さんを少しぽっちゃりとさせたようなお母さんでした。「私はずっと保母をやっていて、あの子のトイレトレーニングは上手にできました。この歳になって、娘の紙おむつを買いに行くことになるとは思わなかったんです。事故のときは、生きてさえいればよかったと言い聞かせていて……。ずっとずっと、こんなことが起こるんですか。娘はずっとずっとオムツをつけたり外したり……」と言って黙ってしまいました。私は、お母さんの手から紙おむつを受け取りました。ずっしりと重くお母さんが握っていた部分は温かく湿り気がありました。

事故については裁判中であること、新しい彼氏とは事故の後もお付き合いしていること、お母さんは事故以来、心療内科に通院していることなどを話してくれました。私が安易な気持ちで「オムツ」を要求したことが、こんなにも深く人を傷つけてしまったのだと後悔しました。言い方や方法はいくらでもありました。

星野さんの手術は無事終わりました。ストレッチャーで手術室まで迎えに行って手術室から病室に帰るまでの道のり、エレベーターの中、うつぶせになっている星野さんは、ストレッチャーを押す私の腕を握りしめていました。何も言いませんでしたが、何かあることはわかりました。

病室に戻ると彼氏とお母さんが待ってくれていました。星野さんは、二人に「大丈夫よ」と言いました。二人は口角が少し上がっただけの笑顔をつくりました。

星野さんと二人になったとき「手術室は、怖かったですか」と訊いてみました。「怖かった」と小声で言いました。「事故のことも思い出したし、全身麻酔じゃないから男性の先生たちの声がずっと聞こえていたのが怖かった」と話してくれました。星野さんは「乗り越えていかなければならないことだから。まだ、乗り越え切れていないのかと思い知らされました」と言いました。

星野さんは、生きるための選択をしました。そしてその選択に間違いはなかったと思える日を自分の力で手に入れようとしていました。まだその途中にいるのだと思いました。みんな途中なんだなと思いました。

お母さん、最後の運動会に行く！

北村さんは30歳代の女性でした。子宮頸がんの終末期でした。広汎子宮全摘出術（子宮、卵管、卵巣、膣の一部や子宮周辺の組織のほか、骨盤内のリンパ節も含む広い範囲で切除する手術）を受け、放射線治療や化学療法などを併用していましたが、遠隔転移しており最後の入院という説明を受けていました。ご主人と、小学生低学年の男の子の3人暮らしでした。

残暑が厳しい秋でした。北村さんの体はすでに歩くことができないほどに痩せていて、髪も抜けていたのでいつも帽子をかぶっていました。はじめのころは「この帽子の色と形って、どんぐりみたいじゃない？」と言って笑って話をしてくれました。しかし、日ごとに顔が小さくなっていって、もうどんぐりのようなふくらみはありませんでした。私は「もう、どんぐりじゃない」と思うと心臓を握られる痛みを感じました。

北村さんの体調は小康状態で、主治医から子どもの運動会の応援に行くことが許可されました。持続の点滴はいったん中断して、膀胱留置カテーテルの蓄尿バッグはかわいいバッグに入れて目立たないようにしました。北村さんが車椅子に移ったとき、ベッドのシーツは北村さんが寝ていた痕跡があり、こんなに痩せていても北村さんが生きている重みを感じました。

北村さんもご主人も「最期だ」ということを知っています。車椅子を押すご主人は「ママ、寒くないか？」と3回ぐらい訊いていました。それには北村さんも「寒いって言うたほうがええの」と言い返して笑っていました。ご主人は心配なのだと思います。自分自身が、不安で、怖くて、この選択でいいのかと焦燥感さえあるのだと思いました。二人は運動会に行きました。廊下には北村さんのお父さんとお母さんも来ていた。病室には入りませんでした。廊下で石像のように固く立っていました。そして目と鼻を赤くしていましたが「泣かない」と決めているようでした。運動会の会場ではご主人の両親が開会式から応援しているそうです。子どもの運動会に両家が集まるようなアットホームな家庭の「ママ」がいなくなることを覚悟した運動会でした。

二時間ほどして北村さんは帰って来ました。「運動会はにぎやかだった。案外疲れていない」と笑顔でした。ご主人も行く前よりも安堵の表情を浮かべていました。

「パパ、もう（運動会に）戻ってあげて」

「うん、ママは寒くない？」

「うん、大丈夫」

北村さんは肌が透き通るほど白くて折れそうなほど細い身体なので、寒そうに見えるのだと思いました。ご主人は、間を埋め合わせる言葉が出てこないほど平常ではいられなかったのかもしれません。

ご主人は運動会に戻っていきました。北村さんはパジャマに着替えました。私は血圧を測定したり、身体の細々した変化がないかを観察したりしました。北村さんはベッドに仰向けに寝て、点滴の準備をしている私を見上げながら話しかけました。

「校庭からみる大空、きれいだった」

「良いお天気でよかったですね」

「うん」

（沈黙）

「砂埃がすごくてね、子どもらの声とかＢＧＭもにぎやかだった。運動会の音楽は案外私のころと変わっていない」

「ですよね〜」

「来年は私だけが、いない」

と言いました。私はゆっくりと点滴から手を離しながら北村さんのほうを見ましたが、私とは目が合わず、天井を見て静かに泣いていました。私は言葉に詰まったときに口を尖らせる癖があります。自分の口の尖っているのを感じながら、しばらく泣いている北村さんのそばにいました。

「北村さん、横向きますか」

「うん」

北村さんのチューブ類を整えながら横を向けると、膝を抱えるように小さくなってしくしくと泣きはじめました。掛け布団をかけて、ベッド柵越しに北村さんの顔をのぞいたら「大丈夫」と言いました。大丈夫そうには見えませんでした。ベッド柵を握りしめる北村さんの手を握ってみたら、私の赤々として丸みのある指と北村さんの細くて白くて冷たい指があまりにも対照的で、「あっ」という気持ちになりました。私はそこに居られなくなってしまいました。ゆっくりと立ち上がりました。また私の口は尖っていました。

北村さんは「看護師さん、今日はありがとう」と言いました。いろんな人に「ありがとう」と言う人でした。

「いえ、運動会、行けてよかったです」と言い返したかったのですが、言葉さえ出ませんでした。軽く会釈をして立ち去りました。

私はその日から3連休で、再び出勤したとき、北村さんのいたベッドはきれいに整えられていました。いつでも入院患者さんを受け入れる準備ができているベッドになっていたのです。

朝のスタッフステーションの風景は何も変わりませんでした。私は、北村さんの最期の医師と看護師の記録をかわるがわる読みました。運動会に行った翌日に急変したようです。時系列で書かれた専門用語の羅列は一見すると無味乾燥したもののように見えます。しかし、私には北村さんが「運動会に行く」と決めて命尽きるまでのバイタリティを記した短編小説のように感じました。ご主人や息子さんが「ママ、かっこいい」と思う日が来るのだと思いました。

朝からいつものように、その日の仕事が始まりました。

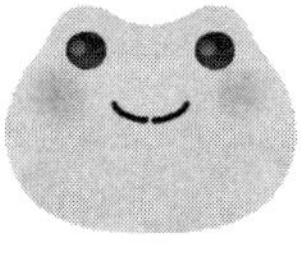

夢をかなえた中年夫婦の向かう先

久保田さんの診断名は、複合性局所疼痛症候群《ふくごうせいきょくしょとうつうしょうこうぐん》でした。50歳代の男性でした。最初は仕事中の外傷が原因で上肢の痛みが続いていましたが、頸椎の疾患を伴い「焼けつくような痛み」を訴えていました。筋力低下、振戦《しんせん》、手指は屈曲したまま拘縮《こうしゅく》していました。関節可動域が制限されていたため、日常生活にも影響がありました。手術、薬物、リハビリテーションといった治療は長期間を要しました。

久保田さんは新婚さんでした。新婚と言っても再婚でした。前妻との間のお子さんが20歳になったことを契機に離婚したそうです。そして、入院中よく面会に来ていた女性と再婚したようです。いわゆる略奪婚だと久保田さんが教えてくれました。

久保田さんは、病院食は口に合わないと言っていました。新・奥さんは、手料理を花見にでも行くかのようなお弁当箱に入れていつも持ってきていました。「おいしそうですね」と言うと「いや、まずい」と久保田さんは言いました。新・奥さんは、口をへの字にして無言で久保田さんの顔を見た後、私の顔を見ました。実に気まずい空気の中、お弁当のにおいが漂っていました。私は内心、別れた奥さんは「正解」と思いました。私は仕事だから久保田さんと話をしますが、久保田さんが親戚のおっさんなら話もしないと思いました。

ある日私は、新・奥さんが久保田さんの部屋の前で、お弁当を抱えたまま立ち尽くしているのを発見しました。夏の暑い日でした。新・奥さんはまだ汗がひかず、水色のブラウスの背中に汗がにじんでいました。「暑いですね」と声をかけると、新・奥さんの目が真っ赤になっていたので「汗がひくまで、面談室に行きますか」と訊くとうなずきました。

面談室は誰もいなくて、二人だけでした。「私って、貧乏くじ引いたよね」と真顔で言い放ちました。「結婚なんかするんじゃなかった。あのまま、通って来てくれる関係でよかった。こんな病気になるんだったら、介護するために結婚したようなものだ」と語気を荒らげました。こんなとき「そうですね」はおかしすぎます。「何かあったんですか」も白々しいです。私が何という合いの手を入れたか忘れましたが、そこからの新・奥さんの暴露話は、胃の内容物を全部ぶちまけたうえで胆汁まで逆流させて吐き散らかすほどに、久保田さんの愚痴を言っていました。ときどきヒートアップしすぎて声が大きくなり、私は声を落とすようにジェスチャーを挟みました。胆汁も吐き散らかすともう出てくるものがなくなったのか、口の中に後味の悪さが残ったのか、だんだんトーンダウンしていきました。新・奥さんは大きなため息をつきながら、壁の時計を探して「うわ、こんな時間。また怒られるわ」と言い立ち上がりました。「私も一緒に行きます」と言うと「そうして」と言いました。

私から先に「失礼しまーす」と言って久保田さんの病室に入っていくと、久保田さんは私の顔を見て「看護師か」というような顔をしました。「悪かったな、私で」と思いました。私の後ろから、新・奥さんがひょっこり顔を見せると、久保田さんは「あっ」という表情をしました。「嬉しい、待ってたよ」と「遅いじゃないか、何してたんだ」が交じり合っていました。表情筋は言葉よりもメッセージを出します。

にもかかわらず「遅いな〜何してた?」とののしるように言いました。私は「すみません、私と話をしていました」と言うと「どうぜ、俺の悪口やろ」と言いました。どうやら久保田さんには自覚があるとわかりました。

「こいつは、俺と結婚したことを後悔してるねん」

「ピンポーン(私の心の声)」

にこにこしてごまかしました。新・奥さんは、黙々とお弁当箱のふたを開けて食事の準備をしていました。久保田さんは、お弁当箱の中を覗き込みながら「また、オクラか」と言いました。久保田さんは、いちいち癇に障ることを言います。ここで、いちいち言うだろうなと思う嫌なことを余さず言います。

久保田さんはお箸を使いたがっていました。たしかにオクラのお浸しは食べにくいと思います。久保田さんの症状からするとフォークで突き刺しながら食べるのがやっとかもしれません。久保田さんは、フォークもスプーンも使いたくないと言い張っていました。私は「オクラのお浸しは、食べにくいですか？」と訊きました。久保田さんは「せや、食べにくい。そんなことに気の付かんヤツやねん」と言い捨てました。新・奥さんはそっぽむいていました。「しまった！　夫婦喧嘩のゴングを鳴らしてしまった」。私は速やかにゴングごと持ち上げて、どうでもいい話をそこそこにして立ち去ることにしました。私が立ち去る前、新・奥さんは、久保田さんの口にオクラのお浸しを運んでいました。オクラの糸がきらりと光りました。久保田さんは、オクラの種が歯の隙間に入るのを取るように口を動かしながら食べていました。

仲のいい夫婦に見えました。仲のいい夫婦なのかもしれません。同じ夢をかなえた夫婦なのです。そして、夢の先を見失った夫婦なのかもしれません。

痛みが続くというのは、心理的苦痛（抑うつ、不安、怒り）のもととなります。50歳代、離婚や結婚、事故や入院生活、目まぐるしく変化した人生の潮目を私はただ見届ける人でした。ときどき、胃の内容物のすべてと胆汁をぶちまけられる人でした。そんな役目を担う人も必要だと感じ、胸を張って退室しました。

あのとき、死ななくてよかったと颯爽と言いたい

私はかなり個性的な人物だと自覚しています。人と協調して生きることは果てしない努力と根性を必要とします。それも「個性だ」と笑って許してくれる人たちに受け入れられながら生きてきました。

誰でも、いつ、身体や精神を病んでもおかしくありません。また、社会から孤立することがあるかもしれません。私は運良く、今日も朝ごはんを食べ仕事をしています。十分ラッキーな人です。

そんなことをふっと思ったのは、高橋さんを思い出したからです。高橋さんは当時30歳代半ばの女性で、私と同世代でした。高橋さんは軽度のうつ病でした。出会ったときはうつ病の治療ではなく、うつ病のために自殺を企てたことが原因で膝から下を切断する治療と、ほかのあちこちの骨折の治療とリハビリが目的の入院でした。

高橋さんと私はよく似ていました。気分屋なところ、感情のコントロールができないところ、その反面自分でちゃんとやりたいところ、母と距離を置いたほうが精神的に安定するところ、何でもにおいをかぐところ……。

はじめは高橋さんが私に言いました。私が高橋さんに痛み止めの筋肉注射を打っているとき

でした。「ウチら、よう似てるな」と。「たしかに」と思いました。「ウチな、児玉さん見ていて、なんかわかった気がする。ウチのアカンとこ」。まさかけなされるとは思いませんでしたが、とても興味深いので話を聞くことにしました。

「1回出してしまった言葉は、引っ込みがつかんから気を付ける。ずっと気になることをためておくと、何かのきっかけで今それを言わなくてもいいことまで言ってしまう、それはあかんわって思った」

「あるある」とうなずきながら、額に大量の汗が出てくる感じがしました。

「ほかにな、なんでも自分一人でやらんでもええなと思った。後輩も仲間もおるから、みんなにやってもらってもいいと思った。自分は一生懸命やってると思ったらあかんわ。イライラするだけやん」

「なるほど」

だんだん逃げたくなってきました。

「退院したら、母親とはもう別に住むわ。ダンナともちゃんと離婚する。子どもらと母子寮みたいなところに住んで、仕事探すわ」

「ほう〜。いろいろ決断したんですね」

「児玉さん見てたら、わかったわ」

「アカンところ」

「そうそう」と言いました。高橋さんはベッドに座って筋肉注射したところを揉みながら、顎を思いっきり上げて大笑いしました。私も歯茎をみせて大笑いしました。痛み止めの筋肉注射よりも効果があるかのように笑いました。

高橋さんとは、退院して2年ほどたってから外来の廊下で再会しました。「児玉さん！」と声をかけられましたが、誰かわからずに「こんにちは」と挨拶をしました。「ウチやで」と言ってロングスカートの裾をふわっと持ち上げると、片方が義足でした。

「高橋さん！　誰かわかりませんでした」

「元気？」

「はい」

もはやどっちが看護師かわからない状態です。

「それならいいけど」

「高橋さんこそ」

「ウチは元気やん。資格も取って、子どもらと楽しく暮らしてるで」

その表情や声のトーン、カラフルなファッションから本当に楽しく暮らしていると感じました。

別れ際に「ウチな、もう泣けへんって決めてん。生きていてよかったわって、もっとかっこよくなってから、もっとかっこよく言う人になりたいと思うねん」と言いました。その言葉を聞いて、私は鼻の奥がキューンとなるくらい目からこぼれる涙を我慢しました。その私の顔を見て、高橋さんが泣きそうになっていました。「泣いてますやん」とツッコミを入れておきました。相変わらず大きな口を開けて笑いました。

「あのとき、死ななくてよかった」と感じてもらえるような看護とは、自分のまま生きていることを大事にできる看護のことです。「あのとき、死ななくてよかった」と思える看護は暮らしの中にさりげなくあるのだと思いました。

幸せになる資格を取得する条件

頭でいくら理解していても、感情が追い付かないことがあります。

小野さんは、食道がんからあちらこちらに転移をして治療を受けていた患者さんでした。経過は芳しくありませんでした。小野さんは、60歳代の男性でした。話をするときも、ときどき大きく肩で息をしました。声も出づらいときがありました。

小野さんは私に

「私には、今の家族の前に、結婚はしなかったけど付き合っていた女性がいてね」

と話しはじめました。小野さんは、いつも上品な話し方をします。私は点滴を変えたりしながら、片手間に聞く話のようではなさそうだと察しました。とはいえ、私が何かしているから話しだしたのかもしれない。「ほう」と言いつつ、手を止めずにさりげなく聞くことにしました。小野さんは個室に入っていたので二人だけで会話ができました。

「彼女は妊娠してね」

うんうんと相槌を打ちました。私の心の中は、私に抱えきれるだけの話だろうかと不安に苛まれていました。また小心な私が出てきていたという自覚がありました。

「でも彼女とは結婚できなくてね、うちの親に反対されてね」

「ほう」

「彼女は、子どもは一人で育てると言って産んだけど、その子には重い障害があってね」

うんうんと相槌を打ちました。

「で、女手一つで育てられないからと言って、彼女はその子を施設に入れてしまってね」

沈黙。

「お金で解決できる話ではなくてね」

立ちながら小野さんの話を聞いていた私はベッドサイドの椅子に腰を掛けました。私の器をはるかに超える話を聞くことにしました。彼は腰を下ろした私のほうに顔を向けました。

「軽蔑するかい」と訊いてきたので、黙って首を横に振りました。私はただ声を失っていただけの人でした。

「しばらくは施設に面会に行ったりした、けど」

大きな息をしながら、「見てられなくてね」と言って鼻水を流しました。

しばらく涙と鼻水を交互に拭いていました。私は、小野さんから次の言葉が出てくるまで待つ以外何もできませんでした。

「それきり彼女とも会わなくなって、あの子にも会いに行くこともなくなって」

うんうん。

「あの子は、私より早くに死んでいると思う。今の妻との間には、二人の子どもがいてそれなりに幸せだと思って暮らしてきた。幸せだと思えば思うほど、あの子のことを思い出してね」

うんうん。

「自分は、幸せになる資格のない人間だと思って生きてきた」

沈黙。

「がんになって、あの子を捨ててしまったことを許してもらえると思った」

沈黙。

「って、頭で理解しても、なぜ自分だけがこんな思いをしなければいけないのかと思う。あのとき、親さえ結婚を許してくれていたら二人であの子を育てていたかもしれない、悔しい」

「悔しいんですね……」

「ん？　悔しくない……情けない、惨めだ」と絞るように小野さんは言い直しました。

眉間にぐっとしわを寄せて、肩にも指先にも力を入れていました。

「少し寝よう、疲れた。看護師さん、忙しいと思うけど、眠りにつくまで、そばで座っていてほしい」と言いました。うなずいて眠るまでそばに座っていました。小野さんの眠りは浅く、すぐに目が覚めました。まだ、私はそばにいました。

「看護師さん、本当にそばにいてくれたんだ。まだ生きていたね」

私はうなずきましたが、立ち上がる暇もないほど短い眠りだったのです。

そしてそれ以上、「彼女」と「あの子」の話はありませんでした。

人それぞれ、痛みを抱えているものだと思いました。そもそも「幸せになる資格」とは何だと考えました。小野さんは、主治医にも同じような話をしたようでした。「自分が死んだ後、研修医たち、看護学生たちに自分の遺体で学べるように提供したい」ということでした。そして、小野さんは痛みのコントロールを優先し最期を過ごしました。

小野さんの亡くなった後、主治医は研修医や看護学生に学びの機会をつくりました。小野さんが感じていた「幸せになる資格」を手に入れて、次の世界に行ったのだと思いました。

「あの子」に再会できていたら、あやまるよりも抱き合ってほしいと妄想にふける私がいました。どっちでもいい、小野さんが決めることだとも思いました。

野球ができなくなった青木くん

スポーツ推薦で野球の名門高校に入学した青木くんは17歳でした。甲子園を目指して遠方の野球の名門高校へ進学していました。しかし、肩や肘、腰、膝の痛みのため地元の大阪に戻ってきて入院することになりました。まずは検査です。そのあと、手術するのかしないのか、野球を続けるのか続けないのか、遠方の高校に残るのか大阪に戻ってくるのか、青木くんは岐路に立たされていました。

青木くんは5人きょうだいでした。幼いころから体格もよく、地元の少年野球ではエースでした。「あいつは、絶対にプロに行く」と言われて育ちました。父親も大の阪神ファンで野球好きでした。「息子が甲子園に出てくれたら、死んでもいい」というのが口癖でした。死んでもいいほどの期待をもろに食らったのが5人の子どもたちの中の青木くんでした。他のきょうだいも運動は好きで、サッカーや陸上をしていたようです。青木くんは、兄や妹たちがスポーツする様子を「あんなに楽しそうにクラブとかしてみたい」と言っていました。青木くんにとっては野球も寮生活もつらいようでしたが、一切つらいとは言いませんでした。

「青木くん、野球好き?」

「わからん」

「……そうか」

わからなくなっていたのです。ときどき、好きにさせられているという現象をみることがあります。本人も好きのつもりでやっているのですが、実は野球が好きなのか、身体を動かすのが好きなのか、チームメイトとわいわい楽しく話をするのが好きなのか、親に褒められるのが好きなのか、咀嚼して分解して腹に落とし込めなくなり、「甲子園に行きたいです」、「将来は、プロ野球選手になりたいです」みたいに、本人の言葉ではない言葉を言わされているという現象です。別に、その親を責めるつもりはありません。これらも成長のプロセスです。

肩や肘、腰、膝の痛みは成長に伴う変化と、野球によって生じた身体への負荷です。しかし、負荷ととらえて看護をするか、成長に必要な負荷ととらえて看護をするかで、青木くんの身の置き場が変わってきます。自暴自棄になってもおかしくないような状態です。

「青木くんは、何に興味があるの？」

「野球ばっかりしてたから、ほかに何も知らん」

うんうん。

「野球ばっかりしてたんやな」

「そやで。朝練して、昼休みも放課後も」

「一番好きな時間は何しているとき？」

「……家族で、ご飯食べているとき……」

「家族でご飯食べているときか～。今、寮生活だから寂しいね」

青木くんは、何も言わずにうつむいていました。

「青木くん、私の失敗談、聞いてくれる？」

青木くんは、うつむいたままだったが私はしゃべり続けました。

「私は、看護師なんだけど、看護師になりたくて看護師になったわけではなくて、何となく親が『手に職をつけろ』と言うからなったようなものでね。専門学校を卒業したんだけど、大学に行ったほうがいいのかなと思うようになって、通信教育で大学に行って卒業したんだけどね、何も変わっていない自分がいたんよ。学歴とか、肩書とかあってもね、私は何も変わらなかったんよ、ってことがわかった。へへへへへ」

青木くんは、「なんじゃそりゃ」という顔をしました。「何が言いたいかさっぱりわからんし、興味ないし」みたいな顔があからさますぎました。私は赤面しました。

「みんな行ってるからとか、みんなやってるからとか、親に言われたからとかって、自分じゃない、ということがわかったんよ」と付け加えてみましたが、「はい、はい」と言った感じでした。

私のたとえ話は、青木くんには伝わらなかったようです。話を変えて「家族で、楽しくご飯が食べられるといいな」と言うと、ちょっとイラッとした顔で「そんなことできるわけないやろ」と言いました。

「できへんの」

「できへんよ、野球できへんと意味がないねん」

うんうん。ストレートに言うほうが伝わったようでした。

この情報は、主治医やチームと共有しました。主治医は、両親と話し合う機会をつくりました。お父さんは「あいつが、元気ならそれでええ。これから、草野球でも何でもええから野球を好きでいてくれたらええ。野球ができへんのやったら一緒に甲子園に行ってくれるだけでええ。俺と嫁とで、本人の気持ちを聞かんとあかんけど、俺は今の高校から地元の高校に編入させたい。家から通わせて、家族7人でまた一緒にメシ食いたいわ。家族7人で一緒にメシ食える時間なんてあと何年もない。みな、巣立っていくんやから」と言いました。お母さんは「そうね」とうなずきながら冷静な顔をしていましたが、お父さんはガシガシと涙で顔を洗いながら話をしました。主治医は「今後、体に負荷をかけないようにするのであればこのまま退院して、痛みについては様子を見ていきましょう」と説明しました。

青木くんは検査をしたのち退院することになりました。退院の日、同室のお年寄りの人たちに「元気でな〜」と見送られていました。言うまでもなく見送るお年寄りのほうが重症でした。背の高い青木くんは、別れ際まで私を見下ろして「児玉さん、何言うてるかわからんかったわ」

と首をかしげながらとどめを刺して、両親とエレベーターに乗って帰っていきました。私は、青木くんの一番痛いところを頭突きしたいほど恥ずかしかったです。

青木くんは地元の高校に通うことになりました。そして理学療法士を目指すことになりました。家族7人でおいしいご飯を食べたのだろうと思いました。

「意味がない」という言葉をよく耳にします。「存在価値がない」という言葉の置き換えのように使っています。しかし、人生における「意味」とはもっと深いと思っています。青木くんは、ある方向性に「向かいたい」ということを身体で表現をしました。それを私たちやご家族との関係性において現実化したという過程や構造が「意味」なのです。こんなことを青木くんに言うと「児玉さん、何言うてるかわからん」とまた言われそうです。

青木くんには、青木くんとしての望みをかなえたことを「誇り」に思ってほしいと思いました。野球をあきらめたのでも投げだしたのでもないのです。「家族でご飯を食べたい」を現実化したのです。

私は「やりたくないこと」を延々とやって、本当にやりたいことが何なのかわからなくなったうえに、何も現実化していないかのように感じて焦っていただけの人でした。青木くんのケアを通して自分の経験を客観視した体験でした。

履きたいズボンと履きやすいズボン

先日、近所のワークマンに行きました。「ワークマン女子」というのを聞いて、行ってみたくなりました。ワークマン（WORKMAN）という名前の通り、仕事着、作業服、動きやすい服や靴といった商品が並んでいます。

私がワークマンに行ってみたくなったのは、「動きやすい服や靴」は働く人にとても大切だが、障害のある人や高齢者にもとても大切なアイテムだからです。軽い素材、体温調節をしてくれる素材、軽い靴、履きやすい靴、洗濯しても乾きやすい、チェックポイントはいくらでもあります。

さらに個性に合わせるとすれば、右側に麻痺があるので右側の袖口がもっと広くて短かったらいいのにとか、背中が丸くなっているので前身頃が長すぎて、車椅子に移るときにブレーキに引っかかって危ないとかです。個別の視点に立つと、いろんな注文を言いたくなります。病気や障害があっても社会で活躍できるためにも、動きやすさ、個別的な病気や障害に配慮した衣類を考えるのは看護師目線だと思っています。そんなとき、ふっと思い出した患者さんがいました。

ビルの解体の現場で働いていて、足場から転落した患者さんでした。たしか30歳ぐらいだったと思います。名前は井上さんです。首の骨を傷めて脊髄損傷となりました。脊髄損傷による麻痺は、「完全麻痺」と「不全麻痺」に分かれます。完全麻痺は、運動機能と感覚機能が完全に失われます。不全麻痺は運動機能や感覚が完全には失われませんが、運動障害や感覚障害が残ります。肛門周囲の感覚があり、肛門括約筋を自分で締めることができる状態です。

井上さんは不全麻痺でした。上下肢に運動機能障害や感覚機能障害が残っています。いよいよ自分でズボンを履く練習が始まりました。思うように体が動かず「あああああ、もう!!」と叫びました。私がズボンを履くのを手伝うことは簡単なことです。しかし、練習しないといけないことは、本人がいちばんわかっています。トランクス1枚、ズボンを持ったままベッドの上で格闘し男泣きをしています。額には大粒の汗をかいています。とうとう井上さんは、私に向かってズボンを投げ「今日はもう履かせてくれ」と弱々しく言いました。投げたズボンに威力はなく私に当たるほど飛びませんでした。

理学療法士や作業療法士との共同計画で、ベッド上でズボンの履き方を習っていました。いったん冷静になればできるはずです。そんなことを言っても今の彼の耳には届きません。

投げ捨てたズボンを拾い上げながら「もう少し、柔らかい素材だったらいいんですかね」と私が言うと「俺は、このズボンが履きたいねん」と言い返されました。「リハビリのズボンで仕事に行けるかよ」と言いました。返す言葉もありませんでした。そして井上さんは、仕事復帰を目指していることを知りました。当たり前です。解体現場の仕事はできなくても、その会社の他の部署の仕事をしたいと考えていたのです。だから、あえてこの素材のズボンを履こうとしていたのです。

ワークマンの店内に所狭しと並んだ商品を見ながら、懐かしい患者さんとのやりとりを思い出していました。

あれから20年。井上さんは、コロナ禍にリモートワークという新しい仕事をしているかもしれません。それとも井上さんが言う通り、このズボンでないと仕事に行けないというところで働き続けているかもしれません。働き方もいろいろですね、と声をかけてみたくなりました。

「ここじゃない！」という直感に従った老人

加藤さんは80歳代の男性、診断名は書ききれないほどありました。今回の入院は、腎不全でした。とはいえ、人間の体は腎臓だけ治療すればＯＫというものではなく、あちこちに影響するので厄介です。特に高齢者の場合は、抵抗力や免疫力も低下しているので、腎臓の調子の悪さがどこの臓器や身体機能、精神機能に飛び火するかわかりません。

加藤さんの話によると『歯車』がな、うまく回らんときは何やってもあかんな」とのことでした。この入院の前に奥さんを看取ったようです。加藤さんは歯車のうまく回っていない時期にいると認識していました。

「加藤さん、うまく回らんときは、どうすればいいですか」

「なんもせんこっちゃな」

「へえ」と私が意外そうなリアクションをとると「ふふ、あんたもわかってるやろ、うまいこと行かんときはなんとかしようと思えば思うほど、アリ地獄よ」

まあそうかもしれないが、腎不全についてはそんな呑気なことを言っていられません。

「人生、山あり谷ありと言うけど、ほんとのところはわからんで。順調やなと思うときは何やっても順調なわけで、それなら順調を維持したらええのかなと思って、維持しはじめたら、水位が勝手に上がっとる。おかげで、谷になってるねん」

「ほっほー」

「順調なときこそ、がーーーーーって悪あがきしておかんと、勝手に水没よ」

「なるほど」

ものすごく興味もあるしいいお話だ、でも、それよりも腎不全は？　と話を前に進めたいのですが、のらりくらりと加藤さんのペースに巻き込まれていました。

「じゃあ、人生の谷のときは何もしなかったら、勝手に水が引いていって、山になってるときがあるってことですか」

「そんなにうまいこといくかいな」

「いかんのかいな、あれ？　じゃあ、どうしますの」

「どうもこうもない、積極的にあきらめる、逃げる、放棄する、無視する、とか」

「え～、入院してきて、それはないですよ」

加藤さんは「せや」と言って、バッグに入ったままの荷物を椅子に放置していました。パジャマにも着替えず、入院したときのアイロンのかかっていないチェックのシャツとグレーのズボンのままです。

「加藤さん？」

「ん？」

「入院しますか？」

「しません、へへへへ」

「ええええ！」

「しません」

主治医に連絡しました。長いこと話をしていましたが結局帰ることになりました。長年過ごした家がいいらしい、多少寿命が短くなっても線香の香りのなかで奥さんの写真に向かって語りかけているほうがいいらしい、という体裁を整えて帰っていきました。訪問看護は受けてくれることになりました。

加藤さんは一度もパジャマに着替えることなく退院していきました。退院する前、私の肩に手を回して「ありがとう、見逃してくれて」と言いました。お礼を言われると微妙な気分でした。おかげで主治医や看護師長さんから何があったか説明させられました。ひたすら体裁を繰り返して説明しました。

加藤さんはただ「ここじゃない」という直感に従っていただけだと思いました。

年をとっても、素直であること、自信があること、若々しくあること、病気があっても生きしていること、自己主張ができること、そんな加藤さんの生き方でした。

愛犬よりも先に死ぬとき

最期に会いたい人に「ペット」を挙げる人も少なくありません。車椅子などで移動できる人には、駐車場やお散歩スペースを利用してペットとの再会ができるように工夫した経験があります。愛犬の名前を忘れてしまいました。きなこ、おはぎ、だいふく、そんな類の名前で、犬種はラブラドールでした。患者さんは「最後の別れができた」と言っていました。

患者さんは愛犬と二人暮らしでした。渡辺さんは、60歳前半の女性でした。大腸がんと膀胱がんのために人工肛門と人工膀胱を造設していました。何度も手術を繰り返し様々な治療を取り入れてきましたが、体のあちこちにがんは転移していました。緩和ケアへと移行し、緩和ケアチームのサポートを受けていました。

渡辺さんの入院中、愛犬は友人宅でお世話になっていました。渡辺さんは友人がちゃんと世話をしてくれているようで安心した、ワンちゃんも悟っていたようだったと言っていました。

最初はワンちゃんも再会できた喜びで興奮気味に飛びついてきていましたが、渡辺さんのいつもと違う様子にすぐにおとなしくなりました。愛犬を抱きしめて、撫でまわした挙げ句、互いのぬくもりを感じ、鼓動を感じ、気持ちを感じ、そして別れの時間を迎えました。車の窓から姿が見えなくなるまで、切ない目でじっと見送っていました。渡辺さんは病室に戻ってから、もう思い残すことはないと言って泣いていました。私は「思い残すことだらけでしょ」と思いました。「思い残すことだらけだー」と叫びませんでした。「また会いたい」とも言いませんでした。私が「また会えるといいですね」と言うと、「ん、迷惑かけるよね」と言いました。

「え、誰に？」

「……」

百歩譲って、迷惑をかけることがあったとしても、素直に「また会いたい」と言うのはタダではないかと思いました。言葉さえも迷惑になると思わせてしまっているのです。それほど患者さんは謙虚さを求められているのだとすれば、看護師の課題ではないかと思いました。

私は、他人に迷惑をかけまくって生きています。「また会いたい」と言えば、どうにかなるように思いました。「ワンちゃんは断らないよ、あれだけ喜んでいたのだから。ワンちゃんも会いたいと思っているよ、きっと」と思い、私がモヤモヤしました。「ほんとのことを言っていいのに」とモヤモヤしました。そして、私もまた「モヤモヤする」という気持ちを渡辺さんに言えずにいました。

私もすぐに本当の気持ちが言えなくなります。そのせいで、余計なことをたくさん言ってしまいます。それは、変化球になって人に伝わってしまいます。渡辺さんのモヤモヤと私のモヤモヤの次元は違いますが、看護師はいつも患者さんから自分を見せつけられます。その自分の本性を嫌というほど直視しなければなりません。それは教育も同じです。

渡辺さんは「旅行にでも行ったかのように、消えていくほうがいいような気がする。主人が変わった家で、幸せに過ごしてほしい」と言いました。

「そういう感じなんですかね」と言って、私は話は終わらせてしまいました。床頭台《しょうとうだい》に飾られていた愛犬とのツーショット写真も引き出しの中に入ってしまいました。「棺には、写真を入れたらだめだよ。持っていかれちゃうからね」と言っていました。

心の中で、どんな駆け引きをしながら、別れを決意しているのかよくわかりませんでした。でも、ワンちゃんの幸福を祈っていたと思います。あと私たちにできることは、患者さんが決意したことを応援します。「やり直したい」と言えば、またそこから考えます。その繰り返しだと思っています。

以前からアニマルセラピーと言う言葉はあり、動物介在療法（AAT：Animal Assisted Therapy）や動物介在活動（AAA：Animal Assisted Activity）、動物介在教育（AAE：Animal Assisted Education）があります。コミュニケーションのかみ合わない「人間」対「人間」の看護をするくらいなら、動物の手を借りるのも一つの方法だと思います。「命」対「命」のセラピーになります。ロボットでもいいのかもしれません。病院や施設で動物やロボットと一緒に生活している未来も遠くはないと思います。

天使が庭に舞い降りるとき

石井さん、60歳の男性。肺がんが見つかったときには、すでに食道や脳への転移がありました。「1本もタバコを吸ったことがない人なのに」と奥さんは肩を落としていました。石井さんは放射線治療を受けていましたが、途中で症状を緩和するだけの治療に変更しました。

そこに至るまでセカンドオピニオンを受けたり、自分の病気について熱心に調べたりする人でした。すでに社会人になっている二人の子どもたちと奥さんは、石井さんのことが大好きで、インフォームドコンセントを受けたときに肩を寄せ合って静かに泣いていました。

そして、石井さんはとても温厚な性格でした。自分の病気や症状についても「しょうがないよ」と言ったきり、愚痴も泣き言も一切言いませんでした。一方、奥さんは「水虫ができているようだ」と言って、スタッフステーションに慌てて報告に来たりしていました。夫婦で、死を受容する過程でお互いが何を話し、どんなふうに時間を過ごせばいいのかわからないといった様子でした。看護師が仲介に入ることもあります。思い出話を聞いたりすることもあります。でも本当は、二人でないとわからないことのほうがはるかに多いのだとこの夫婦を見ていると思いました。

石井さんは、絵を描いている芸術家でした。個展も開いていたようです。放射線治療が始まるまでは、独特の長髪でした。奥さんが散髪していたそうです。年齢のわりには白髪がない黒髪で、髪の量も少なくなかったので、アニメのキャラクターのような印象でした。長い髪は、芸術家と聞いて一層カッコよく見えました。別の仕事だったら、変わった人だなと言われていたと思います。

放射線治療が始まる前に40年ぶりに短髪にしたとき、「戦争に行く前のおやじだな」と頭をなぜながら笑っていました。目の奥は寂しそうでした。長年やってきたこと、トレードマークを変えなければならない心境を理解しようとするだけで、苦しさと寂しさが伝わってきました。

石井さんの作品が絵ハガキになっているものを見せてもらったことがありました。温厚な石井さんが描いた作品のイメージとはちょっと違っていました。荒々しいわけではありませんが、繊細さの中にも力強さがあり、人物画に登場する印象深い瞳は、誰をモチーフにしているかわかりませんでした。少なくとも面会に来る家族の中にそんな目の人は一人もいませんでした。でもそれはただの姿かたちであって、石井さんや奥さんのどちらかの元来の目は違っていたのかもしれません。

放射線治療が始まると短髪にした髪の毛は、あっという間に真っ白になりました。さらに痩せて、白髪と同じほど白い顔になっていきました。

それでも毎日、石井さんはスケッチブックに向き合っていました。面会や巡回のない時間帯を見計らって描いていました。タイタニック号が沈んでいくとき最後まで演奏をし続けた音楽家と重なり合う感じがしました。「主よ御許に近づかん（Nearer, My God, to Thee）」という賛美歌です。使命は人を強くすると思いました。私たちは、「絵を見せてください」などと言わずに創作活動を見守ることにしました。

どんな絵を描いていたのか、結局のところ私たちは知らないまま亡くなってしまいました。無心になる時間をつくっていたのか、遺作として残したかったのか、ただ単に描きたかったのかいろいろ考えました。しかし石井さんの場合は、心を空っぽにする時間をつくっていたのだと思います。自ら、その時間をつくりだすことのできる人間の持っているエネルギーには敬意さえ感じます。年老いた両親、兄弟、奥さんや子どもたちを残して死ぬことを覚悟してからの時間、あれこれ考えてもきりがないのは百も承知です。石井さんはそんなときにこそできることを知っていて、使いこなせる人でした。それを芸術と言うのかもしれません。人間のなせる技です。

のちに石井さんの最後の作品について、奥さんから聞く機会がありました。泣いたり、落ち込んだり、叫んだり、怒ったりしている自分の姿を描いていたそうです。そして天使になって、家族の姿を見下ろしている姿が最後の作品だったそうです。奥さんは「いつもそばにいてくれる気がする」と言っていました。小春日和、風が吹いているわけでもないのに庭の草木が揺れるだけで、石井さんが通ったと感じると言っていました。そういうものなのかもしれないと思いました。

石井さんは、無心にスケッチブックに向き合いながらも、残される家族に「自分が死んだ後も、いつまでも泣いていないで」というメッセージを残したのだと思いました。

無心になる、他者を思いやる、それらは自分の中の執着から解放される時間だと思いました。

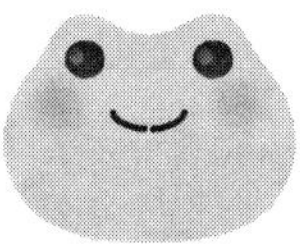

看護師は、笑顔じゃなきゃだめなのか

60歳の女性、遠藤さんは、慢性関節リウマチで左人工肘関節置換術（TEA：Total Elbow Arthroplasty）を受けるために入院してきました。ところが入院直前に手術の場所を蜂に刺されたそうです。左肘がパンパンに腫れていました。かなり痛みもあるようです。「これでも手術できますか」と不安そうでした。結局、手術は2週間ほど延期することになりました。間の悪い話です。

こんなとき、二通りの人がいます。「あのとき、手術が延期になってよかった」と言う人と「なぜあのとき、手術できなかったのだろう」と嘆く人です。

遠藤さんは後者でした。「なぜあのとき、手術できなかったのだろう」と嘆いていました。とはいえ、無事、手術が終わってよかったじゃないですかと私は思いましたが、こんな場合、この患者さんの主観的な感想を否定するところではありません。その人の「嘆き」を理解するほか方法はありません。

なぜ、その人がそう言うのかは本当に聞いてみないとわかりません。

遠藤さんは、「入院するまで、もう嫌で、嫌で。でも痛みがマシになるならと思って手術を受ける覚悟ができたのに、蜂に刺されて、また2週間、嫌で、嫌で。もうこれは神様が手術を受けるなどということかしらと考えたりした」と話しました。そして、ふっと思い出したような顔をして、「昔、細木何とかっていう人の占いが流行ったでしょ。私、娘から『お母さんは木星人で今大殺界だから、もう少ししたら大殺界が終わるよ。だから今より良くなるって』と言われたの。後から友達に『遠藤さんは、木星人じゃなくて何とかだから来年から大殺界よ。気を付けてね』って言われたことがあるのよ。私の気分は6年間大殺界よ。そのときの気分と一緒だわ」と言いました。

うまい表現だと思わず笑ってしまいました。「笑いごっちゃあない」と叱られました。たしかにそうです。私は顔を真顔に戻しました。「じゃあ、今度こそ良くなるだけですね」と言うと、「さあ、わからないわ。一生大殺界かもしれない」と言いながら、手術したほうの左手を広げて手相を語りはじめました。

「この線が、アカンらしいのよ」

「え、どれですか」

「これよ、ここに、この細かな線がいっぱいあるでしょ」

と言って、変形した右手の人差し指で左のてのひらを指差しました。それにつられて、私も自分の手を広げて見てみると「あ、その線なら私もあります。これですか。これがあったらアカンのですか」と私も勢いよく左手を遠藤さんに見てもらいました。「あら、ほんと。看護師さんもあかんわ。明るそうに見えるけど、ほんとは苦労してるのね」と憐れまれました。

「私、そこそこ幸せに暮らしていると思っていたけど、これからは違うかも……ですかね」

「幸せだと思ってるんだったら、占いなんか気にしなくていいんじゃない」

と今度は励まされました。

「でも、なんか気になりますよね。これから、アカンかもですね」

と言うと、

「気にしなくていいって。気にすると、悪いことが引き寄せられるのよ」

「たしかに」

「くよくよしたら駄目よ、看護師さんなんだから」

「はい、頑張ります」

と予想外の展開となって退室しました。

「そうか。看護師さんはくよくよしたら駄目なのか……。患者さんはくよくよしてもいいのか……。そういうルールなのか。占いでも何でもない。社会通念なのか」と思いを巡らせ首をかしげながらスタッフステーションに戻りました。慢性的に経過している病気がくよくよ気質をつくっていたのか、病気だから大殺界や手相の悪い線を気にするのか、何かで自分自身を縛っていると感じました。

後日、廊下で遠藤さんに呼び止められました。

「児玉さん、まだ手相のこと気にしてる?」と言って、私の肩ほどの背丈の遠藤さんが私を見上げながら言いました。私はさほど気にしていなかったのですが、「気にしてますよ～」となぜか口をついて言ってしまいました。すると、「占いはね、いいことだけを信じなさいね」と励まされました。「そうですね」と返すと「私もね、いいことだけ信じるわ。もう大殺界も終わるからね、これからはいいことがあると思うから」と言って笑顔ですれ違っていきました。完全に私を励ましてくれていました。でも、遠藤さんは自分自身も励ましていました。それはそれでよかったと思いました。

私は、夏目漱石の『門』の最後の一文を思い出していました。宗助が「でもまたすぐ冬になるよ」と言った場面です。「また、大殺界もくるけどね」と重なったからです。

遠藤さんはいろいろ乗り越えてきたのだから、これからもいろいろ乗り越えていけますよと言いたい気分でした。でも、それはもうわかっているような気がしました。

15年後にプロポーズすることを決めた男の物語

彼女からの電話の着信があったので、車を運転していた井ノ口さんは急いで携帯電話をとろうとしました。これが井ノ口さんの交通事故の原因でした。井ノ口さんは頸椎脱臼骨折、腰椎脱臼骨折と診断されました。上肢は不全麻痺の状態で、肩や肘を動かすこと、手首の背屈、指を伸ばすことがかろうじてできました。腰椎脱臼骨折によって両方の下肢は完全麻痺の状態となりました。

ベッドから車椅子への乗り移りは介助が必要で、麻痺した足を触ったり動かしたりすると、自分の意志とは関係なく痙攣を起こすことがあります。これは痙性《けいせい》といわれ、井ノ口さんは「あ、もう！」といいながら自分の体に突然起こる痙攣に苛立っていました。

井ノ口さんは病院で30歳の誕生日を迎えました。彼女とは、遠距離恋愛で結婚の約束もしていました。入院中、彼女は何度か面会に来ていました。ぽっちゃりとした5歳ほど年上の彼女でした。彼女はバツイチで3人の子どもがいました。井ノ口さんの面会に来るときは、子どもたちをお母さんに預けて、車で何時間もかけて来てくれていると話していました。いつも子どもの運動会のような茶色いお弁当（コロッケ・から揚げ・鶏の照り焼き）を作ってきてくれていました。井ノ口さんは、食事をするとき車椅子に移動します。しかし、腹筋や背筋など体を支える筋肉が麻痺しているため、だんだんと傾いてきます。彼女は、傾いている井ノ口さんの体を片手でグイっと押し返しながら一緒に食事をしていました。

彼女が帰った後、井ノ口さんは自分の身体を投げ出すようにベッドに横になっていました。完全に精神と身体が分離していました。私は「おしっこを出す時間です（間欠的導尿）」と言って井ノ口さんのほうを見ました。冴えない顔をしていました。「どうかしましたか」と尋ねると「児玉さんやったら、俺と別れる？」と訊かれました。答えにくい質問です。ここで真剣に悩んで間をあける場面ではありません。私の考えなど求めていません。

「え、そんな深刻な話を彼女としてたんですか」と質問返しです。

「せや」と言ってから沈黙がありました。

「俺が、あいつの電話をとろうとして事故に遭ってるからな。責任感じるんやて」

うんうんとうなずきました。

「でもな、あのとき、俺、ものすごく電話待ってたんよ。連絡するのはいつも俺からばっかりやで。ホンマに好かれてるんかって疑うようになってきて。あいつから電話かかってくるまで連絡せんって決めてたんよ。運転中やったけど、電話があって舞い上がってしもたんよ。待たれへんかった、はよ、電話したかってん。2、3日声聞いてなかったから」

私はうんうんとうなずいているものの、井ノ口さんはなんとも切なそうに話をしていました。

彼は塗装関係の仕事をしていました。交通事故に遭う前は丸刈りにしていたようです。眉毛も細く手入れをしていました。町の中で会ったら怖そうなお兄さんです。でも、今の井ノ口さんは恋の駆け引きをしている高校生の男子の顔をしていました。そしてまだ話を続けました。

「児玉さん、あいつが帰り際に手紙を引き出しに入れていったんよ」

「え？　いいじゃないですか」

「ええことあるか！　児玉さんって、くそポジティブやな」

怒られてたしかにと反省しました。

「手紙の封を開けましょうか」

「うん」と言って、井ノ口さんは私の顔を見ました。私は引き出しから手紙を取り出しました。白い便箋に入った分厚い手紙でした。

「あのな、児玉さんが先に読んでくれへんかな？　でな、俺が読んでも死にたくない内容なら、読ませてほしい」

「死にたい内容だったら？」

「読まん」

もしも死にたくなる内容だったら、「死にたくなる内容なので読まないほうがいいですよ」と言えばいいのかと戸惑いました。私は導尿セットを手に持ったままもじもじしていると、

「はよ、読んでくれ！」とまた怒られました。

「読みますよ」と確認をとったうえで、人のラブレターか何かわからない手紙を先に読むという役目を担うことになりました。

書いている内容は、このまま一緒に生きていきたいという内容でした。ただ、子どもが3人いるので、介護と育児をどんなふうにしていったらいいのかという悩みが綴られていました。お弁当は茶色いと思いましたが、便箋は真っ白だと思いました。字はとても大きく整った字を書く彼女でした。一気に書き上げた感じが伝わってきます。

「ちゃんと読んだほうがいいと思いますよ、彼女さんもすごく悩んでいるみたいです」と伝えて手紙を渡しました。寝たままだと腕が上がらず便箋を持って読めません。いったんベッドの頭側を起こしてから読むことにしました。その間、私は席をはずしました。導尿の時間が気になりましたが後回しにして、ほかの患者さんの用事をすることにしました。

読み終わるころに井ノ口さんの部屋に戻りました。目も鼻も真っ赤になっていました。うまく便箋をめくることができず、ベッドの上に便箋が散らばっていました。

「児玉さん、どうしよう」と見かけによらず何でも人に訊いてきました。

「死にたくならない内容だったでしょ」

「うん、一緒に生きていきたいって……」

あ、そこに感動して泣いているのか、私よりポジティブだと思いました。私は、介護と育児の両立で悩んでいるところにフォーカスしていました。

私は「おしっこ、とりますね」と言って、頭元のベッドを下げて導尿をしました。井ノ口さんは、私に尿道口から管を入れられている間も、ぼんやり天井を見上げて手紙を抱きしめていました。井ノ口さんはどんな将来を思い描いているのだろうと思いました。尿道口から管を抜いて、尿量を確認していると「児玉さん、俺、やっぱり、あいつしかおらんわ」と言いました。うんうんとうなずきながらも、私は彼女やその子どもたちのことが気になりました。井ノ口さんは自分自身で導尿ができるようになるかどうか微妙でした。排便は一人では無理です。いろいろ気になりました。

その後、井ノ口さんはリハビリ病棟に転棟になりました。リハビリ室に行くまでの長い廊下で、ひときわノロノロ運転の車椅子で移動している井ノ口さんに会うと挨拶をしました。そして無情にも私は井ノ口さんの車椅子を追い抜いてスタスタ歩きました。井ノ口さんは何人にも追い抜かれていました。追い抜いていく人の後ろ姿をどんな思いで見ていたのかと思います。

ある日の夕方、もうすべての外来診察室の電気が消えて、廊下が静かになっている時間帯に井ノ口さんに会いました。

「児玉さん、俺な、病院変わるねん」

「そうですか」

「一人でできること、もっと増やしていけるように頑張るわ」

お、何かが違うと思いました。眉毛が伸びて今にもつながりそうになっているからか、ひげを伸ばしはじめたからか、と考えながらマジマジと井ノ口さんを見ました。

「彼女とは、別々に暮らすねん。結婚はいつでもできる。子どもたちが大きくなってからでも遅くない」

「なるほど」

「一番下の子どもが、5歳やから、あと15年くらいやな。15年くらい、あっという間やで」

と言って笑いました。彼女から2、3日電話がかかってこなかったので動揺していた人の言葉とは思えない言葉でした。明らかに、井ノ口さんの身体に井ノ口さんの精神が宿っていました。井ノ口さんは、井ノ口さんとして歩きはじめる決意表明をしたように感じました。

あれから、本当に15年が経過しました。井ノ口さんの言うとおり15年はあっという間でした。いろんな形のパートナーシップがある時代となりました。スマホの普及も井ノ口さんの生活に影響していると思います。案外、新しい人を好きになって、相手のラインの返事がスタンプだけだとか、既読スルーをするとか言って、恋に翻弄されているのではないかと思ったりします。人と人とのあいだに生まれる「間」は、大切なことに気づくかけがえのない時間だと思います。

第3章

看護教員の仕事

Nursing teacher job

Is it working for you?

Reconsidering "nursing" in our daily lives.

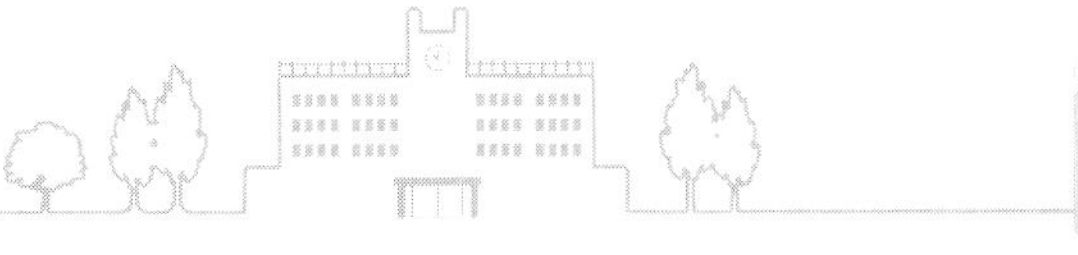

看護教員の道を選んだ理由

私が看護教員になることは、自分の中では決めていました。理由はいくつかあります。「熱中時代」という教師が主役のテレビ番組を見て育ったこと、父が高校の先生だったこと、もともと美大志望だったので卒業したら学校の先生になると思っていたことなどです。

看護師として10年ほど働いたのち、看護教員養成講習を受講する機会に恵まれました。8か月間、毎日講習会に通い学びを得ることは豊かな時間でした。その講習会で出会った看護師さんとは今も一緒に旅行に行ったり、ビジネスパートナーだったりします。

私にとって看護教員の仕事は、看護師をしているときよりも「看護」をしているという感覚がありました。学生や学生が受け持つ患者さんから「看護」を教えられることが多くありました。反面、自分の未熟さや不甲斐なさに直面し「疲れた」と感じることも多くありました。

そして「看護とは」、「教育とは」を常にアップデートすることを求められ、何かに追い立てまくられているかのように新しい情報と格闘していたように思います。けっして、「熱中時代」で主役の水谷豊さんが演じる北野広大先生のような爽やかで素敵な先生ではなかったことだけは誰よりも自分が一番わかっています。

私は看護教員としてトータルで13年間働きました。私の人生を振り返り語るときがあるとすれば、まずはこの13年間を語ることになると思います。「看護を教える」ことは、私が看護師をしていたころの患者さんとの関係性を何度も振り返り、言葉にすることでした。伝えながら新たな意味や価値を発見することもありました。また、伝えた相手からの反応によって、新たな気づきがありました。この過程が、私に看護師をしているときよりも「看護」をしているという感覚をもたらしたのだと思います。

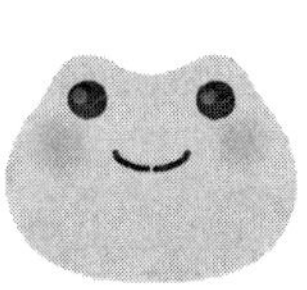

3 人だけの秘密が教えてくれたうつからの回復

精神看護学実習で、学生は老年期うつ病の中村さんを受け持たせてもらいました。ほとんど会話が続きません。プロセスレコードの「患者さんの言動」の欄は「うん」、「はい」、「……」が並んでいます。話が続かず、学生の苦戦している様子がわかります。

老年期のうつ病は一般的なうつ病と少し違っていて、悲哀の訴えや気分の落ち込みがあまりよくわからず経過します。ただ、普段から意欲や集中力の低下、認知機能の低下がみられることが多いので認知症を疑われることもあります。また、身体的な不調（不眠、食欲低下、痛みなど）を訴える場合が多いので、「年だから仕方ない」みたいに聞き流されたり、受診する診療科を転々としたりすることもあります。さらに原因が一つというわけではなく、薬の副作用の場合や脳血管性障害やパーキンソン病と併発していることもあるので要注意です。

学生の受け持ち患者さんも、仮面様の顔貌と意欲の低下が顕著でした。1回の食事もなかなか終わりませんでした。小学校のころの給食が終わらないクラスメイトを思い出すほど最後まで食堂で食事をしていました。学生はつかず離れず見守り、ときどき声をかけていました。

ただ、散歩に行くときは「行く」と同意されていました。散歩に行く庭は、四季折々の花や野菜が育てられています。中村さんが車椅子に座ったまま手を伸ばしても、花々や野菜などを手で触れやすいように工夫された高さに植えられていました。

その日は雨だったので散歩はできませんでした。学生は絵を描くのが得意だったらしく、中村さんと前日一緒に白いイチゴの花が咲く光景をスケッチして持ってきていました。あとは、中村さんが色を塗れば完成します。学生の積極的な優しさに目頭が熱くなりました。中村さんは表情を変えずに黙々と塗り絵を始めました。学生も隣で一緒に塗り絵を楽しんでいました。雨が降っていても散歩をしているかのような気分転換を図っていました。作業療法士さんたちが管理している家庭菜園なので「とちおとめ」のような風格はありませんが、それがかえって親しみやすくかわいらしかったです。食べると酸っぱいだろうなと思うと勝手に唾液が出てきました。

中村さんは、イチゴの花を一つだけピンク色に塗りました。その横を通りがかった男性の看護師長さんが「そうそう、一つだけピンク色の花がありましたね」と中村さんに声をかけていました。学生も中村さんの作品をのぞき込みながら、忠実に再現されていることを嬉しそうに「ピンクでしたねえ」と言っていました。中村さんは少し、ほんの少し表情が変わったようでした。白い花の中に一つだけピンク色の花があったことを覚えている看護師長さんと学生と中村さん。私にはその3人が、「3人だけの秘密」を持った親友のように見えました。しかも、昔から気心の知っている親友のように見えました。微笑ましい光景でした。中村さんの短期記憶は保持されていることがわかりました。うつ症状の回復過程にあることもわかりました。

慢性的に経過している（長く病気を患っている）患者さんに対して「変化」は、患者の回復を後押しします。看護をする側も「変化」の場面は、患者さんの回復のきざしを発見できる機会になります。そしてそれを分かち合える人がいること、人との交流を絶やさないことは、老年期のうつ病にとって最も大事なのだと再確認しました。

中村さんがもっとたくさんお話ができるようになったら、イチゴの思い出を語ってくれると思います。それともガーデニングを楽しんでいたころの話かもしれません。

誰にでも、いくつになっても呆然と立ち尽くすときがあります。そのとき、誰がというわけでもなく、何がというわけでもなく背中を押されるときがあります。そして一歩を踏み出す瞬間があります。そんな瞬間に立ち会えるのも看護師の仕事だと学生を見ながら思いました。

精神障害者が集う場で理由もなく涙が出そうになる私

精神障害がある人たちの生活を地域で支えるための作業所が小規模通所授産施設となり、自立支援法に基づき就労継続B型、地域活動支援センターとして運営されている施設があります。私は、その施設が通所授産施設のころに学生の実習に教員として引率していました。

精神障害のある人ばかりでなく、社会生活のしづらさを抱えている人たちが集まっているようでした。カラオケを歌っても順番を気にしたりしません。誰かに止められるまで延々と一人で歌っています。同じ歌を歌うので、一日中、私の頭の中でリピートされます。絶大な存在感を放っています。その施設の中では、「同じ歌を何度も歌う人」として皆さんに受け入れられていました。

寝たい人はゴロンと横になって、いびきをかいて寝ています。その人は「夜は眠れない」と不満げに話していました。「お昼寝しているからですかねえ」と学生が心配そうに声をかけていました。本人は「夜は寂しくて眠れない」と答えていました。「ここは、みんながいるから眠れる」そうです。「ここは安心なんだな」と思って聞いていました。学生は怪訝そうな顔をしていました。今はピンとこないようです。「眠れないほど交感神経が昂る『寂しさ』を味わうこともあるんだよ、人生は」と言ったら「先生も何かあったんですか」と訊き返されて面倒なのでそっとしておきました。二人でいても、大勢といても寂しいときは寂しいのです。一人ばかりが寂しいわけではありません。

行きたい人は、一緒に晩ご飯の買い出しに行きます。そしてやりたい人は一緒に晩ご飯をつくります。みんなで晩ご飯を食べます。今は耳慣れた「子ども食堂」の「こころ食堂」みたいな所といえばイメージがつきやすいかもしれません。

とにかく自由です。自由と聞くとときどき「何もしなくていいのか」みたいな気持ちになります。でも「あれもこれもできるんだ」も忘れてはいけません。社会の中で「できないこと」が目立つことがあります。でも「できること」もあります。どちらかに分類する必要はありません。分類するから分断が生まれます。どうしても分類したいときは、分類に至るプロセスを説明できることが大事です。

人より秀でてできることばかりができることではありません。気合や根性を入れなくてもさらりとできることが「できること」です。あまりにもさらりとできてしまうために「できる」ことに気づかないことがあります。つまり見落としているのです。

私は学生と一緒に精神障害のある人が通っている施設の実習に行って、学生が施設の利用者さんとお話をしているのをうっすらと眺めながら、ほぼ何も考えずにぼんやり座っていました。何もせずに座っていても誰からも何も言われません。誰からも何も言われないからといって、この場所で教員という立場にもかかわらず、うすらぼんやり座り続けられるのは私の得意技です。人より秀でて「できること」なのです。

この得意技の裏には、「今日の私の服、おかしくないかな」、「私の髪型、変じゃないかな」、「私の使っている言葉、人を傷つけてないかな」、「私は、これでいいのかな」、「私は生きていていいのかな」などのこまごまとした日常の問いの一つひとつに気を使わないと、私は社会や組織からずれていくことを認識しているのです。ずれていくばかりでなく、自分の軸もぶれていきます。それが私の劣等感です。得意技と劣等感が同じ土俵の上にある状態です。

だから、いくらでもその施設に座っていられました。そして、何もないのに泣けてくるのです。ここまでくると一番病んでいるのは私でした。空間が私を癒やしてくれていたのだと思います。

あのころの私はボロボロでした。何をやってもうまくできませんでした。だからといって、後悔しているわけではありません。ボロボロだったころが自分を強くしたし、ボロボロになるまで頑張ることができました。

毎日毎日、荒波のような苦難や変化がやってきても何とか乗り越えられる気がする自分がいます。反面、さざ波のような細かな波に船酔いしそうになる自分がいます。凪の時は退屈しすぎて生きている価値を失う自分がいます。

私は荒波に強いというよりは、荒波のときにさざ波（こまごまとした日常の問い）を気にしなくて済むのだと思います。私は、荒波のほうへ、荒波のほうへ進めば、自分の強みを生かすことができると思いました。「それもしんどいよ」ともう一人の自分がささやきます。「今のままでいいんじゃないの」と二人目の自分がささやきます。どれもこれも自分です。ストッパーAさん、居直りBさん、ありがとう。君たちがいないと私は暴走者になって荒波を自動的に製造する生き方をしていたと思います。

看護師の仕事は、ときどき患者さんや家族の感情に引っ張られ過ぎて、あやうく自分を見失うことがあります。見失ったままの自分で他者と向き合うのは危険です。さらに自分を見失いクラゲのように浮遊します。そんなときは自分を探しに行かなくてもいいのです。「見失っている」に気づけばいいのです。そのうち取り戻します。理由もなく涙が出てくるときとか「ラッキー」とか「これでええやん」とか自然と出てきたときが自分を取り戻しているサインだと決めています。

居心地のいい場所で充電をして「また何度でもやり直せばいい」、学生に何度も伝えた言葉です。そして何度も自分の耳に跳ね返ってきた言葉でした。

つつましやかに自分の席に着く

私は看護教員をしていたということもあって、卒業生から結婚式に招待されることがあります。卒業生も気を使ってくれて、現職の上司の席ではなく同じ学年のお友達の席に私を座らせてくれます。だから、その席はプチ同窓会になります。どの結婚式もとても感慨深いものがありました。

いろいろなことを乗り越え、結婚式に至ったケースもありました。

卒業生の松崎さんは、お母さんと二人暮らしでした。お父さんは幼いころに亡くなったそうです。松崎さんのお母さんは、松崎さんが看護学校を卒業して働きはじめたころ精神疾患を患いました。当初は診断名がよくわからないままでした。私は精神科で働いていた経験があるという理由で、お母さんの相談に乗っていました。しかし、お母さんはいよいよ自分の身の回りのことができなくなり、松崎さんも仕事どころではなくなりました。そのとき、お付き合いしていた彼も、お母さんのお世話をしてくれていたようです。

しかし「もう、無理です」という日が来ました。お母さんも精神病院に入院することになりました。統合失調症と診断されました。なかなか合う薬が見つからず、良くなったり悪くなったりを繰り返しました。

松崎さんも彼も疲れ果てていました。松崎さんは、卒業してから勤めていた病院を辞めて近所のクリニックで働きはじめました。彼もお母さんが外泊や退院をしているときは、一緒に介護してくれていたようです。彼は医療従事者でも福祉関係の仕事でもありません。にもかかわらず、統合失調症の陽性症状（幻聴や妄想など）が表れているお母さんのケアができるというのは「すごいな」と感じていました。

そして、二人は結婚することになりました。

松崎さんのお母さんは入院中でしたが、娘の結婚式ということで外泊できることになりました。私とお母さんは看護学校時代からの知り合いなので、「お母さん、おめでとうございます」と声をかけると下を向いて涙ぐんでいました。留袖を着たお母さん、人がいっぱいの結婚式場、ストレスにならないか心配になりました。私は、同窓会テーブルから飛び出して、松崎さんのお母さんの担当看護師として今日を乗り越えたいとさえ思いました。

松崎さんとお母さんは、バージンロードを颯爽と歩いてきました。颯爽というのは大袈裟でした。お母さんは薬の副作用のためパーキンソン様の症状が出ていたので一歩一歩です。にこやかな花嫁に対して、仮面様顔貌と振戦《しんせん》（手の震え）のあるお母さんです。ますます応援したくなりました。

結婚式場には明らかに国籍が違う人が何人かいました。どうやら、彼の姉妹が国際結婚をしているようでした。姉妹のご主人は、肌の色が黒く大きな体の人でした。子どもたちもみんな肌の色が黒くチリチリの髪をお団子にしてもらってリボンをつけています。とてもかわいくて声をかけたくなりましたが、日本語が通じるのだろうかとふと思い、言葉を飲み込んでしまった私がいました。そのご主人は、プロのゴスペルシンガーでした。披露宴の途中で歌ってくださり、吹っ飛ばされるほどの声量に鳥肌が立ちました。そして涙が勝手に出てきました。完全に自律神経系がおかしくなっていたようです。

本当に大きなお世話ですが、国際結婚を認め、息子のお嫁さんのお母さんが精神科病院から外泊をしてきて結婚式に出席することも認める彼のお母さんとはどんな人物なのか、気になりました。私は汗のかいたビール瓶を持って、彼のお母さんに会いに行こうと立ち上がりました。すると家族席で彼のお母さんは、松崎さんのお母さんの肩を抱いていました。留袖を着たおばちゃん二人が肩を寄せ合っている光景もなかなか見ることはありません。しばらくその絵を眺めていました。

私の出番はありませんでした。彼のお母さんは肌の色が違っても、どんな病気を持っていても「関係ない」という人でした。「関係ある」のは私でした。今、松崎さんのお母さんがしんどくなったから、そっと肩を抱いている、それだけでした。そこにエビデンスも経験もいりません。必要なのは自分の在り方と行動のみです。私が松崎さんのお母さんの担当看護師をしようなんて考えたこと自体が恥ずかしくなりました。偏見と思い込みの上に傲慢を飾り付けたような私でした。

この披露宴は、いろんな場所で生まれ、育ち、一人ひとりが生きてきた歴史を認め合って成り立っている場なのです。二人だけが祝福されているのではないと思いました。集まった人たちみんなが、祝福されているように感じました。この場にいることができたことに感謝しました。そして癒やされました。つつましやかに自分の席に着き、披露宴を楽しみました。

「ボールを思いっきり投げたい」の本当の意味

精神科閉鎖病棟に入院中の患者さんが、突然、看護学生に「思いっきりボールを投げたい」と言いました。20歳代前半の統合失調症の患者さんでした。学生は21歳の女性です。初めての精神科病棟の実習でした。

私は10年前に全く同じフレーズを聞いたことを思い出しました。彼は難病の青年でした。「ボールを思いっきり投げたい」には、何か共通する意味があると思いました。

たとえば、彼らにとって「ボール」は不自由さ、不満、ストレス、歯がゆさ、煩わしさなどを意味しているのではないかという仮説です。空高くボールを投げることができたらと思いを巡らせ、窓の外を見上げているのかもしれません。

ボールを思いっきり空高く投げたとき、そのボールは太陽の光を帯びて一瞬消えていきます。まぶしくて、まぶしくて、ボールが落ちてきたときに見失うかもしれません。その動作はたった1回ではなく、無限ループに陥ったかのように何度も何度も繰り返します。もう見失わなくなったときは、太陽が西に沈みかけているときです。心地よい汗は、夕方の涼しさと相まって充実感をもたらします。

そんな不確かなことに考えを巡らしていると、彼らは生きている充足感が欲しいのかという憶測が生まれてきました。10年たって、また彼にとっての「ボール」が何なのかを探ることになりました。「ボール」でなくてもいいのです。「ボール」の本当の意味がわかれば、希望を叶えることができるはずです。

私たちは、「言葉」を聞こうとしてしまいます。その言葉は感情を正しく表現できているかどうかも疑わずに、「言葉」を理解するのは危険です。その反面、「言葉」を正しく聞くことも大事です。「ボールを投げたいと思っているあなた」として理解することも大事です。そして、患者さんが「思いっきりボールを投げたい」という希望を持っていることを理解することは大事です。

看護学生は私に「どうしたらいいですか」と訊いていました。私は「うーん」と言ったまま、臨床指導看護師さんに一緒に相談しました。指導看護師さんは、ご自身の体験談を語ってくれました。看護学生は熱心に聞いていました。

患者の思い、看護学生の体験、看護教員の考え、臨床指導看護師の経験は、スクランブル交差点のような状態になっていました。

私が認知症になっても多少の脚色は許容してください

「迎えが来ていると思うのですが……」と言ってスタッフルームにたびたび来る橋詰さんは、施設に入所している80歳代の男性で認知症でした。看護学生が受け持つこととなりました。何度も何度も同じことを繰り返し訊いてきます。ときには、眉間にしわを寄せて、本当に困惑し焦燥感をあらわにしています。

橋詰さんが看護学生に、にこやかに「困ったな」と言うときは橋詰さんの一番楽しかったころの話を教えてもらうことができるらしいです。橋詰さんの楽しかったころは大学時代までさかのぼります。勉強よりも麻雀やアルバイトに打ち込んだそうです。スタッフも知らなかった話もありました。若い学生を見て自分の学生時代がよみがえってきたのかもしれません。橋詰さんは有名な大学を卒業して、誰もが知っている大手企業で定年まで働きました。その輝かしい経歴よりも麻雀やアルバイトに打ち込んだ話をするほうが楽しそうで、人間は自分の意思で何かに打ち込んでいるときが一番楽しいのだなと思いました。看護学生もにこにこと相槌を打って聞いています。何回も何回も同じ話をしても、看護学生にはたっぷり時間があるのでゆとりを持って聞くことができます。

橋詰さんは荷物を持って家に帰りたいとしきりと言いますが、奥さんや子どもたちの話はしません。どこに帰ろうとしているのか、橋詰さんの50年間はどこに行ってしまったのか話してはくれません。

橋詰さんには二人の息子さんがいて、一人は結婚をして遠方で暮らしていて、もう一人の息子さんは仕事を辞めて自宅にいるようになったと記録されていました。その息子さんがたびたび、暴力を振るうようになったということで病院を通して相談し、奥さんと一緒に一時的に施設に入所することになったようです。そのころを境に橋詰さんの認知機能はどんどん低下したようです。それでも橋詰さんは家に帰りたいと言います。橋詰さんの場合は、認知症のBPSD（behavioral and psychological symptoms of dementia：認知症に伴う心理・行動症状）の帰宅願望だと考えられます。「家に帰りたい」と言って実際に家に帰っても、落ち着かない場所だったら家を飛び出し徘徊する場合もあります。落ち着かない環境、不慣れな環境にいるときに、安心できる場所に行きたいと思うのは当たり前のことです。

橋詰さんと学生の姿を見ながら、自分と重ね合わせることがありました。私はこの先、何を忘れ、どんな記憶を定着させ続け、何を何度も想起して生きていくのかと考えました。今でも私は、相当たくさんのことを忘れています。しかし、心に刻印づけられたことは覚えています。

もし30年ほどのちに、私が同じことばかり言っている老人になっていたら、多少の脚色は許容していただき、「2023年6月の話ですね」と言って歴史上に存在したことをわかってほしいと思いました。私は一人の老人である前に、四苦八苦しながら人生を歩んできた人間であることを理解してくれるだけで嬉しいです。

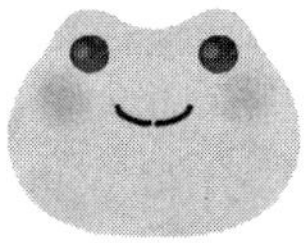

小さな棺に入った赤ちゃん

私が看護教員をしていたころの話です。卒業生の木下さんから電話がありました。木下さんは「赤ちゃんが亡くなりました」と言いました。26週ほどで生まれてきて、しばらくＮＩＣＵ（Neonatal Intensive Care Unit：新生児集中治療室）に入っていると聞いていました。私は、言葉を失った状態で何か返答したと思いますがあまり覚えていません。

妊娠24〜25週での早産の赤ちゃんの生存率は、86・5％と言われています。現代の医療では、出生時体重が７００グラム以上あると約90％以上の生存率です。ただ、出産後は長期間ＮＩＣＵでの治療が必要となります。ちなみに、妊娠30〜31週での早産の赤ちゃんが助かる確率は97％以上であり、ほとんどの赤ちゃんが無事に退院することができます。ただし赤ちゃんが自力で呼吸できるようになるのは妊娠34週、それまでは人工呼吸器の助けが必要な状態です。いずれにしても早産の場合、出産後はＮＩＣＵでの治療が必要となります。

私は、木下さんの赤ちゃんのお葬式には行くことができなかったので、木下さんのお宅を訪問しました。私が仕事に行くまでの朝の早い時間に、同級生だった卒業生の車で連れていってもらいました。「朝夕がちょうど冷え込むよね」と言いながら、コートを片手に車に乗り込んだことを覚えています。

新婚さんが住んでいるアパートの一室に、座布団にかわいいバスタオルを敷いた簡易ベビーベッドに寝かされた赤ちゃんは、小さい赤ちゃんでした。静かな赤ちゃんでした。あまりに早く生まれてきたので、ベビーベッドが間に合わなかったのかと思いました。

赤ちゃんに出会うまで、一緒に行ってくれた卒業生と私の気持ちは重たく、車の中では特に何も話さず、ただシートに体を沈めている感じでした。しかし、赤ちゃんに会うとやっぱりかわいくて、二人でかわるがわる抱っこをしました。会えてよかったと思いました。生まれてきた証を抱きしめることができてよかったと思いました。なんとなく話しかけてみました。赤ちゃんはとても冷たく、抱きしめても温かくなることはありませんでした。赤ちゃん特有のミルクのにおいもありませんでした。しかし人形ではなく、命尽きるまで精いっぱい生き抜いた赤ちゃんでした。

抱っこすると案外重く感じました。1キロという感覚がよくわからなくなっていました。体の割には頭が大きく、だらりとした手足が重たく感じさせたのかもしれません。無力な状態でした。

木下さんもご主人も泣いていませんでした。だからといって晴れ晴れもしていませんでした。NICUの期間が長く、危機的な状態が続いていたために少しずつ受け入れていたのかもしれません。気丈にふるまっているのか、泣き尽くしたのか、泣きくたびれたのか、私は確認もしませんでした。

　みかん箱のような大きさの棺がありました。若い夫婦と、赤ちゃん。色とりどりの小さく咲いた花と線香のにおいがありました。そして、赤ちゃんがNICUに入っている間に、看護師さんたちが書いてくれた手作りの写真付き日記のアルバムがありました。ちょうど生まれて1か月分の日記です。毎日、毎日、赤ちゃん目線でママとパパにメッセージが書いてありました。NICUの看護師さんは赤ちゃんの代弁者になっていたのです。「ありがとう」、「楽ちんだよ」、「楽しいよ」、「あったかいよ」、「うれしいよ」、「ラッキー」という言葉が目に飛び込んできました。アンパンマンやディズニーのキャラクター、ポケモンなどがデコレーションされていました。医療器材の中で愛されていたのだと思いました。嬉しかったです。

　みかん箱のような棺には、木下さんやご主人、また二人のご両親、友だちのメッセージが書かれていました。私も書きました。実際に何と書いたか覚えているような、覚えていないような感じです。私が整形外科病棟で働いているころ、ギプスを巻いた患者さんは面会者によってギプスに落書きをされていました。そのときの落書きを思い出しましたが、じきに不謹慎だと思い思考を強制終了させました。

　今はもう、生まれ変わっているような気がしました。もしかしたら出会っているかもしれません。帰りの車の中では、私はいつになく饒舌にしゃべっていました。そしてそのまま、何もかも映画を観てきたかのように記憶にとどめ、いつも通り仕事をしました。

産科病棟は、いつも「おめでとうございます」に包まれた病棟とは限りません。生まれてくることや生き抜くことは、「難しい」ことが「有る」、つまり有難いことであって、けっして当たり前のことではないのだと思いました。

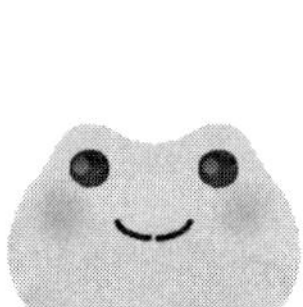

ほどほどとは、ほどほどでないことを知っている

私が看護教員をしていたころは、高齢者の施設でお買い物ツアーがあり、看護学生と一緒に参加しました。認知症がある高齢者の方が値段や賞味期限を見ながら買い物を楽しんでいました。こんなふうにお買い物をしてきた人なのだなと感じました。

精神科の実習でも「お買い物」の時間がありました。好きな食べ物を勢いよくかごに入れていく患者さんもいれば、期間限定や新商品には目もくれず、いつもと同じものを黙々とかごに入れていく患者さんもいます。1円単位のお金まできちんと把握している人もいれば、レジでお金が足りなくなる人もいます。

最近はお金の管理だけではなく、脂質異常や肥満、高血圧や血糖値高めのことも考えて、お買い物をすることを支援しています。そんなに厳しく「おやつGメン」みたいになるのも患者さんの「楽しみ」に水を差しているようで学生にとって悩ましい場面です。私にも言えますが「ほどほど」が難しいし、その「ほどほど」をチームで共有するのは最も注意が必要です。「ほどほど」の定義がそれぞれ違うからです。

看護学生が受け持たせてもらっていた40歳の統合失調症の楠木さんは、幻聴や妄想がありま す。そのことも自分自身で理解したうえで、看護学生と一緒にトランプやゲームを楽しくでき、

いろんなお話もできます。ときどき、楠木さんは幻聴にも耳を傾け相槌を打っていますが、「楠木さんの番ですよ」とババ抜きの進行を促すと、うんうんという顔をしてゲームを再開します。看護学生が私に「楠木さんは、入院じゃなくてグループホームとかで暮らせないですかねえ」と質問してきました。私は「ほんとだねえ」と答えました。

しかし、楠木さんと一緒に買い物に行くと、かごいっぱいに同じ種類の炭酸飲料を入れている姿を見て看護学生はアタフタしていました。看護学生は「楠木さん、今日は700円分のお買い物をする日ですよ」と声をかけていました。楠木さんは計算が早いので炭酸飲料を棚にもどして、700円以内で買えるものだけを残しました。もしも、楠木さんがグループホームで暮らすとしたら、スタッフや一緒に暮らす人たちに「お買い物のフォローお願いします」という依頼になるのかなと考えていました。私はまた「楠木さんの問題点」という見方をしていることに気づきました。レジで並んで待っている、学生と一緒に話ができている、好きなもの以外手を出さない、十分「楠木さんらしさ」があるではないかと考え直しました。

私は、患者さんや学生に対して「課題」や「改善点」を探してしまっている自分に気づくと気分が落ち込みました。自分にも同じようにダメ出しをしていたからだと思います。

楠木さんは、楽しそうに学生と買い物を終えて病棟に戻ってきました。さっそく、2本の炭酸飲料を飲み干しました。「あ、楠木さん、明日の分も飲んでしまいましたか」と看護学生が訊くと「明日は生きているかどうかわからない」と言い返されていました。正論です。看護学生もそのまま黙って分別ごみに捨てるところを見届けていました。楠木さんは、勢いよく炭酸飲料を飲み干したので、大きなゲップをしました。そして二人で笑っていました。私がいるスタッフステーションのカウンターまで響く大きなゲップだったので、実は私も笑っていました。

病院の中と外では違う一面がみえます。学校の中と外、家庭の中と外で顔が違うのと同じです。

今の時代、一歩病院の外に出ると電車に乗るのもタクシーに乗るのも電子マネー決済の「ピッ」です。もちろん買い物も「ピッ」です。ひとたび長期入院してしまうと「浦島太郎状態」になってしまいます。看護学生たちも6年、3年、3年と同世代と学校教育を受けていると、年代の違う人、生活習慣が違う人と出会うと「浦島太郎状態」なのかもしれません。しかも今の学生なら「浦島太郎」を知りませんと言われる可能性もあります。

看護学生は、実習を通して自分に気づいていきます。今まで見たこともない世界を体験するからこそ、自分を知るのだと思います。私は、法学部の学生さん、経済学部の学生さん、工学部の学生さんたちにも、老健施設（介護老人保健施設）や精神科病棟の実習をしてもらいたいと思っています。何か化学反応が起こりそうです。

精神科の作業療法や看護師のレクリエーションでは、スマホの使い方を習って楽しんだほうが、ＳＳＴ（Social Skills Training：社会生活技能訓練）になるのではないかと感じるほどスマホは生活の必需品となりました。しかし、リアルな人間関係を侮ってはいけません。スマホは人間と人間をつなぐ一つの道具に過ぎません。上手に付き合わなければ、スマホの奴隷になってしまいます。リアルな人間関係の距離感のとり方やほどよく愛することのできる関係性は、スマホとの関係性と同じです。対象が、お金、アルコール、ギャンブルでも同じです。なくてはならない存在でも、依存や奴隷にならない自立した「私」と「あなた」であることが大事です。

完璧な「ほどほど」な関係を保つ必要はありません。関心を寄せたり、気を配ったり、ちょっと口出ししてみたり、必要なら手を差し伸べてくれたりするくらいの私以外の人（もの）がいてくれたら快適だと思いました。私にも「そんな人（もの）」が必要です。私も誰かにとっての「そんな人」になりたいです。私にとって理想の教員像だったと思います。

対話をする中華料理店の回転テーブル

看護学生が実習に行けば、必ず食事介助をさせてもらう菊池さんは90歳代の女性です。認知症のため、失語、失行、失認があり、食事を自分で行うことが困難でした。嚥下《えんげ》は問題ありませんでした。関節の拘縮《こうしゅく》があり座位の保持が困難で、クッションなどを置いて工夫しても車椅子から落ちそうになります。だから、車椅子に移動するときは少しリクライニングを倒していました。

看護学生がかわるがわる食事介助を体験させてもらいました。施設ならではの体験でした。出会ったころは、菊池さんはすぐに食器をひっくり返してしまうので、菊池さんと握手をしておく役割の私と食事介助をする学生の二人体制でした。でも配膳の位置を考慮するだけで、菊池さんが食器をひっくり返すことはなくなったので私の任務はあっけなく終了しました。

何をお話しされているかはよくわからないのですが、何かお話ししてくれている感じに伝わってくるので看護学生はうなずきながら何かを感じ取っていました。看護学生がうなずくと菊池さんもうなずきました。年齢差70歳の間でどんな会話が成立しているのか興味深く見守っていました。

特に菊池さんはデザートが好きだったので、お粥の合間にデザートを欲しがっていました。

お粥の合間にプリンを口に運ぶ看護学生もいれば「菊池さん、プリンはデザートなので最後ですよ」と説明する看護学生もいました。たしかにプリンを食べているときの菊池さんは至福の表情をしてくれました。個人的にはお粥の合間のプリンは反対派ですが、菊池さんはどっちでも最後まできちんと食べてくれました。

そのうち、少しずつ座位がとれるようになりました。寝ている菊池さんの顔と座っている菊池さんの顔はまるで別人のようでした。菊池さんは、こんな顔をしていたのだと思いました。すっきりとした表情をしています。しかも笑顔です。たしかに寝ころんだまま笑うのは難しいので、座ったほうが視線も合いやすいし表情筋も動かしやすいので笑顔になります。

そして、臨床指導看護師さんのアドバイスのもと菊池さんは自分でスプーンを持って、ご飯を食べることができるようになりました。少しこぼしてしまうこともありますが、しっかりと自分で食事ができています。菊池さんは同じものばかり食べてしまうので、お皿を見えやすい位置に動かすサポートは必要です。そのサポートだけで完食できるようになりました。看護学生は対話をする中華料理店の回転テーブルのような役割です。

高齢になって認知症があると、どうしても現状維持あるいは悪くなっていくことを考えてしまいがちです。しかし、一時的に体調を崩しただけで、実は認知症自体がそれほど進行していないこともあります。実際に働いている看護師さんたちは、自分で食べてもらうかどうかの判断、やっぱり介助にしようかの判断、そして実践、判断、実践、判断の連続です。

　高齢で慢性的な病気や障害があっても、現状維持か悪化の二者択一ではありません。一時的に悪化したように見えることがあっても、それは症状であり、回復過程をたどるように身体はできているという視点を忘れてはならないと看護学生から学んだ事例でした。

細かなことが気になる性分とともに生きる

誰にでも「こだわり」はあります。外科病棟で看護学生が受け持たせてもらった患者さんの河本さんは、コードやリモコンなど身の回りにあるものがまっすぐに並んでいないと気が済まないという「こだわり」がありました。

几帳面な性格というだけで、入院する前は仕事も家庭生活も営んでいました。几帳面な性格が最大限生かされるような細かな仕事をする会社員でした。50歳を超えていましたが、ご自身いわく「僕は管理職には向いていないから、今のポジションで仕事をするのが一番だ。やりがいがある」と話してくれていました。

河本さんの病気は大腸がんで、大腸の一部を切除する手術を行いました。河本さんの大腸がんは検診によって発見されました。河本さんは、「几帳面な性格がたたって、よく下痢をする。だから、大腸の検査は受けないといけないと思っていた」と言っていました。人それぞれ気になるところがあるものだと思いました。

手術の後、点滴やこまごましたチューブ類が河本さんの身の回りにあり、河本さんは学生を呼び止めては「まっすぐにしてほしい」と頼んでいました。ご自身も「細かなことが気になる性分でね」と申し訳なさそうに言っていました。でも止められないようでした。

訪れる外科医や看護師さんは手術の後の様子は尋ねますが、誰一人として河本さんに「チューブの角度はこれでいいですか」とは尋ねません。当たり前といえば当たり前です。

学生は河本さんの「苦悩の種」に気づき、チューブ類の角度、オーバーテーブルに置かれているリモコンやティッシュペーパーの箱の配置や角度を確認しながら整えて退室していました。「細かなことが気になる性分」で済まされているうちは一つの性分にすぎません。しかし、何かのきっかけで「やりすぎ」になり生活に支障が出ることもあります。いわゆる不安障害（不安神経症・強迫性障害）という診断名になります。

患者さんは遠慮して言えないことが多くあります。「苦痛の種」を抱え込むことによって、健康の回復や人間関係に影響することもあります。「苦痛の種」が今の病気を生んでいる可能性もあります。そして新たな病気を生むことさえあります。

河本さんは退院する前、看護学生に自分の「苦痛の種」によって長年生きづらさを感じていたこと、精神を消耗させていたことを語ってくれました。手術後、看護学生が身の回りを整えてくれたことが河本さんの「生きづらさ」を認めてくれたように感じたと感謝してくれました。河本さんは「こだわり」とともに、生きていくことを決めたそうです。外科病棟であったとしても、不安障害を予防できたことはよかったと思いました。お見舞いに来ていた奥さんと娘さんは「パパ、もう自分でできるようになったのだから自分でしなさいね」と言っていました。

「苦痛の種」であったとしても、自分でできるということは喜びを感じることになると思いました。真冬にもかかわらず温かな日差しがベッドまで届いていました。ちょうど窓の桟の影がベッドと平行になっているから「よかった」と思う私がいました。看護学生も同じことを思っていたようです。

「生きづらさ」とは自分として「生きている」を実感させる感覚です。誇らしく感じて生きていってよいのです。

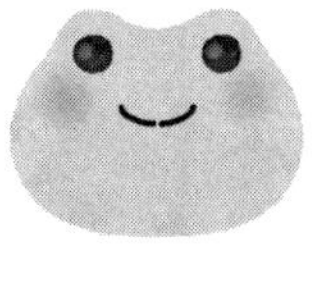

手術後の歩行前に聞いてみたお腹の音

看護学生が外科病棟で受け持たせてもらった患者さんは、胃がんのため腹腔鏡手術を受けた山田さん、60歳後半の男性でした。山田さんは「昨日、手術受けたばかりやからな、しんどいわ」としきりに言っていました。

看護学生が、山田さんに「聴診器でお腹の音を聞いたことがありますか」と尋ねました。山田さんが「ないよ」と答えると、看護学生は「僕のお腹の音を聞いてみますか」と言いました。

患者さんは急に興味深い目をして、「聞いてみるわ、どれどれ」と言って聴診器を耳につけていました。

ぎゅるるるる……

山田さんは、「ぎゅるぎゅる聞こえるわ」と目を丸めていました。

「はい。僕のお腹の音は正常なんですよ」

「じゃあ、わしの腹は」

「聞いてみますか……どうぞ」

「なんも、聞こえんぞ。あ、ちょっと聞こえた。また、聞こえんな……」

「そうですね。少し、お腹の動きが弱いのかもしれませんね」

「……だから、看護師さんたちは、歩け歩けと言ってたのか……」

「そうかもしれませんね」

「せやけど、歩いたら、お腹はちゃんと動きはじめるのかな。ちゃんと動きはじめるんだったら歩くけど」

「それが僕も初めての外科病棟の実習なので、分からないんですよ」

「なんや、わからんのかいな」

「そうなんです」

「ほな試してみるか。窓の外をみて戻ってくるわ。歩いた後にもう一回、腹の音、聞いてみよ」

「わかりました。では、指導者さんを呼んできますから、心の準備をしておいてくださいね」

「わかった」

こうして二人の実験が始まり、無事、窓の外を眺めることができました。

山田さんは自宅の方角を指差して、「はよ、帰りたいわ」と言いました。

「早く帰りたいですね」と学生も同じ方向を向いて答えていました。

山田さんの家の庭には大きな銀杏の木があって、今頃は銀杏の実を拾うのが楽しみだと言って笑っていました。

点滴の針が留置している手も使って身振り手振りで話をしてくれていました。

実験結果は、歩行後「さっきよりよく聞こえてるな」と満足げに言っていました。私は山田さんに看護学生の学習に貢献していただいたことへお礼を伝えました。

「わしも、若いもんを育てていたからわかるねん。なんでも自分でやってみないとわからんねん。学生さんもええ勉強になったやろ」

「おっしゃる通りです。ありがとうございました」

そして看護学生は、「山田さんに、ご自身の腸蠕動音《ちょうぜんどうおん》に関心も持ってもらえると歩く動機づけになってもらえると思いました」と私に言いました。

お互いがお互いの立場を尊重し合っている「ケアの本質」を感じました。私は、学生が山田さんに言い放った「僕もわからないんです」が、「じゃあ、実験してみよう」になったと思っています。指示や提案ではなく「どうなんでしょうね」は、相手の自由な意見を引き出しているると感心させられた体験でした。

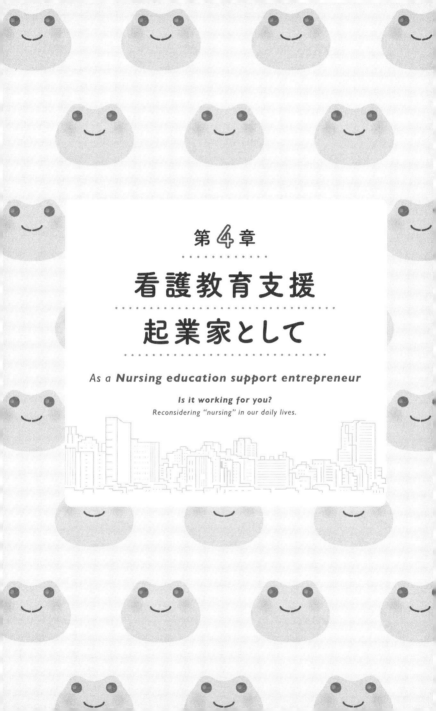

第4章

看護教育支援起業家として

As a **Nursing education support entrepreneur**

Is it working for you?

Reconsidering "nursing" in our daily lives.

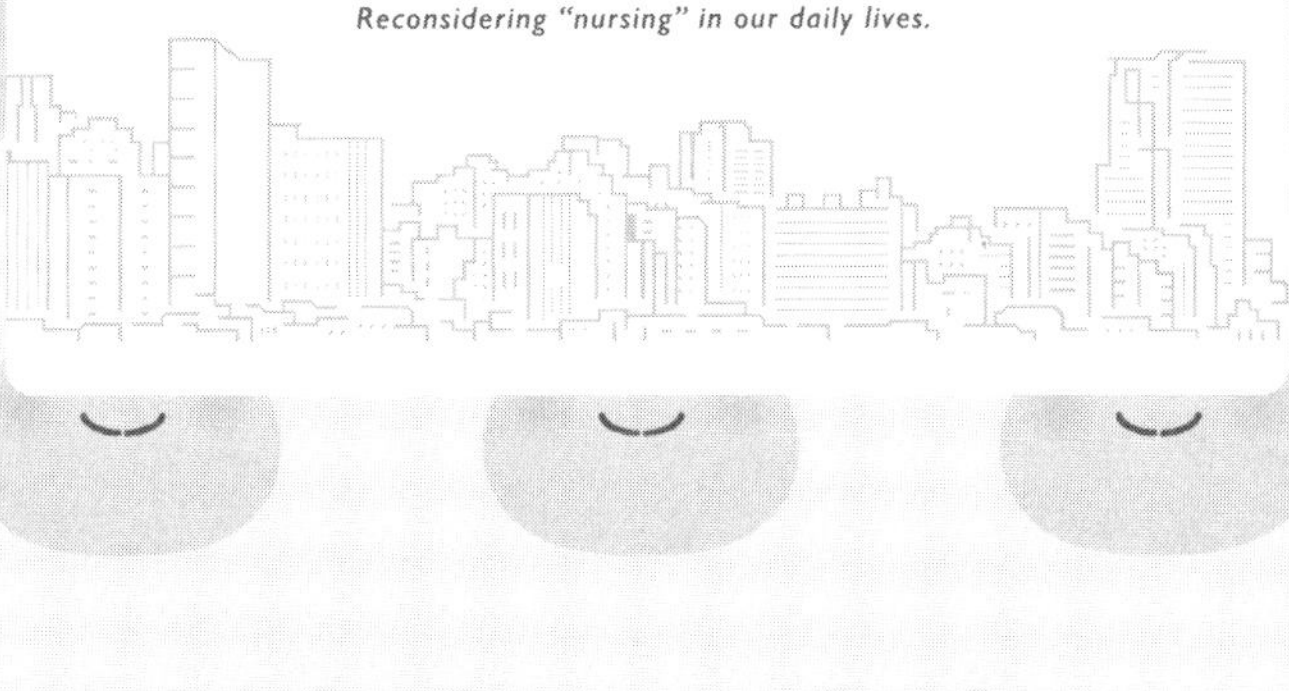

私が看護教育支援で起業した理由

私が生まれた家には、曾祖母、祖父母、父母、兄がいました。幼いとき、曾祖母は私に、曾祖父は「優秀な事業家だった」と教えられてきました。実際のところ私は会ったこともないのでわからないのですが、「事業家」という言葉にとても興味を持っていました。私もいつか自分で何かを立ち上げてみたいと思っていました。私は今までの経験を生かし、看護学生から看護管理者を対象とした看護教育に携わる仕事をしていこうと思いました。看護学生がぶつかる実習や国家試験、就職活動の壁、新人看護師がぶつかる社会人としてのスキルや人間関係の壁、新人看護師を育成する看護師がぶつかる伝える力の壁、看護管理者がぶつかる人材育成のチームを形成していく壁など、看護の教育にはその成長の過程の中にいくつかの壁があると思いました。私に答えがあるわけではありませんが、一緒に学び合うことはできると思いました。一度や二度、その壁を乗り越えることができなかったとしてもやり直しができます。そのときに必要なのは第三者からの答えではなく、共感、サポートや応援、私の失敗談などが役に立つかもしれないと思いました。

私は起業をして丸2年が経過したころ、海外で介護の仕事を学ぶ学校の教員をする依頼を受けました。それまでにも、海外から医療スタッフとして日本で働いている看護職や介護職の労働環境を整えるために取り組んでいたので大変光栄な仕事でした。まさに国境の壁を超える支援ができると思いました。しかし、コロナ禍となり瞬く間に予定表に記載されていた計画が白紙になりました。

しかし、私はコロナ禍になる前からＺｏｏｍを使用していたので、Ｚｏｏｍを活用した研修や授業、健康教育の演習の依頼などが舞い込んでくるようになりました。看護師国家試験の浪人生を対象とした個別塾は、東北・関東・瀬戸内の看護学生とつながることができました。病院や施設内の研修は、北海道から九州までの職員の方と一緒に学ぶ機会に恵まれました。私にとってコロナ禍は、私は何ができるのか、何をやりたいのかを見つめ直す猶予期間となりました。白紙になった仕事は、仕事がなくなったのではありません。ただ手段を変えただけで、私の「人生やり直しができる。壁を乗り越えるサポート」へ一歩一歩進んでいます。

私はこれからもずっと自分で意思決定をして、自分で何かをやっていくのだと思います。サポートのやり方は無限にあります。壁を乗り越えられたとき、一緒に喜び合える仕事をしていきます。

劣等感が結核の石灰化巣陰影のように残っている

私は看護教育支援に特化して起業をしてから、しばらく白衣を着ることはありませんでした。しかしコロナ禍、臨地実習ができなくなり学内実習に切り替わった看護専門学校や看護系大学も多く、実習にまつわる仕事の依頼をいただきました。そのときは白衣を着ました。そこで気づいたこと、私は白衣を着ると緊張するということです。身が引き締まるというかっこいいものではありません。緊張しているのです。小動物が心臓をバクバクさせながら「私で大丈夫？」といっているような緊張でした。

私は看護師という仕事をすることに劣等感を持っているのだと思いました。私は「できない看護師だ」と自分で思っています。それは人生の忘れ物のようにいつまでも私のこころにくすぶり続けているようです。看護教員をしているときは、その劣等感が怒りに変わったことがたびたびありました。「それをやったら、私みたいにダメな看護師になるよ」とでも言っているような悲しみや焦りの感情が怒りへと置き換わっていました。

今回も同じように、白衣を着ている自分に緊張感と「〜しなければならない」という焦りが湧き出してきていました。私は私の劣等感を隠したり、ごまかしたりしようとしています。

白衣を着る自分は過去に起こったいろいろな出来事、たとえば、患者さんにまつわること、人間関係にまつわること、日常の病院で起こる命の誕生、障害、病気、健康回復、喜びの退院、慢性化、悪化、急変、死など、そのときどきに湧きあがってくる感情の渦を抱えきれず、整理もできず、記憶として残されていたのだと思います。きちんと整理できていなかったので目を背けたい出来事として残され、押さえつけて必死に隠していたのだと思いました。抱えきれていなかったことがわかっているにもかかわらず、みんなを巻き込んで協力してもらう力もありませんでした。そして頑張り抜くこともできなかったのだと刻印づけ、それが結核の石灰化巣《せっかいかそう》陰影《いんえい》のようにこころに残っていたのだと思いました。

石灰化したものを無理に除去しようとしても、合併症を起こすだけかもしれません。私にとって病院での看護は、当時の自分には扱いきれなかったものだったのです。今も扱いきれません。

私はこれから何ができるか、話し合ったり、何かを学び合ったり、模索したりしながら歩んでいくことはできます。それは、看護基礎教育、看護師教育、キャンプナース、地域精神看護……いろいろあります。まだ私にできることはあります。

また白衣を着ることもあります。そのときは再び小動物のように緊張します。それでも私のできることを粛々とします。

ただ自分の劣等感を隠すために、その感情を違う形で表現しないようにします。それをしそうになったら気づいてやり直して話し合います。やってしまったら謝ります。そしてやり直します。これさえできていけば、そのうち私の中にある石灰化した劣等感は私自身に承認されるようになると思います。そのときは劣等感ではなく、ただの過去の出来事に変わっていると思います。

とくに患者さんやご家族、若者やまだ慣れていない人、海外から来て働いている人など、まだ弱い立ち位置にあるかのような人たち、可能性をいっぱい秘めているのにもかかわらず、今は「まだ健康な状態にない」、「まだ知らない」、「まだ慣れていない」という理由で、十分に可能性を発揮できていない状態の人には、劣等感を抱えた私だからこそできることをやっていこうと思います。

実際のところ私の劣等感については、今頃、気づいたのではありません。20歳代には気づいていました。ただ公表してこなかっただけです。こうして公言できる媒体をつくってよかったと思います。

患者さん、看護学生、新人看護師、日本に来て間もない医療スタッフの皆さんは、何かが「足りない」のではありません。私が予測する「伸びしろ」があるわけでもありません。私の想像ではたどり着けない者となる可能性にあふれた一人ひとりだと思っています。

オンライン実習は施設の遠隔レクリエーション

身体や精神に障害のある方の施設や高齢者の方の施設では、レクリエーションの時間があります。コロナ前は、小旅行、外食、お祭りなどもありました。しかしコロナ禍で、ことごとく中止になってしまいました。入所または通所されている方々の閉塞感は計り知れないものがあります。

看護学生と知的能力障害/知的発達障害、高次脳機能障害などのある方が通所している施設とオンラインで1時間ほど会話するという学内実習を行う機会がありました。施設のスタッフの協力もあり、利用者さんは学生との会話を大変楽しみにしてくれました。いつも時間が過ぎても話が尽きません。私が「では、今日はこの辺で」とクロージングする役割を務めています。ひょっこり私が画面に登場すると、施設の利用者さんは「もう、終わり」と察するので、「先生の好きな色は何」、「好きな食べ物は何」、「好きな歌は何」と質問攻めにあい、にこにこしながら強引に幕引きしてしまいます。

しかし、この学内実習の様子を学生の背中越しに眺めながら、これは学内実習のレベルを超えていると感じました。遠隔レクリエーションという立派なケアであり学びです。利用者さんの生き生きした目、声、学生の前のめりな感じが素晴らしいと思いました。

利用者さんは、夢中になって自分の得意なことを話してくれます。きっとスタッフの方には何度も話されていることだと思います。しかし、学生にとっては初めて聞く話なので「もっと詳しく聞かせてください」となります。全身全霊で話してくれます。ときどき、聞き取れないこともあるので、学生は椅子にお尻がつくことなく立ち上がって画面に張り付いています。向こうの画面はどアップの学生の顔が映し出されていると思います。そして画面から、自分の名前を呼んでくれる人がいます。つながっているのです。人間は障害の有無にかかわらず、つながっていると実感するだけで安心できます。

この貴重な経験は利用者さんと学生にとって、そして私にとっても楽しい時間でした。そして学生はＺｏｏｍのカメラをうまく利用して、新幹線のおもちゃやぬいぐるみがアップになったり、小さくなったりすることで立体感を持たせることができました。楽器演奏を一緒にして歌を歌うこともできました。阪神ファンの利用者さんのために法被を着ることもありました。

学生たちも大きなスクリーンで利用者さんたちを見たいと言って、モニターと接続しました。しかし、それは学生たちの視線がカメラ目線ではなく、スクリーンに目がいくので利用者さんと距離ができてしまったと評価していました。学生たちのこだわりは、利用者さんとつながることにあります。声はクリアか、顔の色は明るいか、目線は利用者さんの高さに合っているか、どんどん進化していくのです。感動しました。

知的能力障害／知的発達障害のある方は、子どもから高齢者の方まで通所されています。つまり、小児看護学から老年看護学まで対象となり、また地域・在宅看護の視点からも看護が介入していく分野です。知的能力障害／知的発達障害は、ＤＳＭ－５（神経発達障害群）に含まれ精神看護学の対象にもなります。

育児中のママさん、シングルママさんの息抜きレクリエーション（ストレスマネジメント、ウエルネス介入、室内ストレッチなど）も遠隔でやれば、母性看護学の演習になります。脊髄損傷の方や筋萎縮性側索硬化症（ＡＬＳ）の方とも、遠隔レクリエーションを楽しめます。ケアする側が、看護学生の学びのために体験談を語ることによってケアする側になります。学び方はどんどん進化していくと思います。教える側は取り残されていても、悪あがきをせず、取り残されていることを受容し、ともに育てばいいと思っています。

先生の話にはオチがない

私は起業をしてから、あちこちの学校に行ったり、オンラインセミナーをしたりする機会があります。そのたびに目の覚めるようなグサッとくる評価をもらうことがあります。ただ、そんな評価に限って的を射ています。おっしゃる通りです。

自分でも教員を13年してきて、私は決していい教員ではないと思っていました。そもそも教えるのがへたくそです。またコーチング的かといえばそうでもありません。言葉のチョイスを間違えて学生のモチベーションを著しく下げることも日常茶飯事でした。感情をむき出しにし過ぎて学生をビビらせてしまうこともありました。挙げだしたらきりがないくらい私は教員としてポンコツだと自覚していました。

起業して間もないころです。ある学校で非常勤講師として授業をしていました。ひとりの学生が「先生の話はあっちこっち飛びすぎる。結局何を言いたいかわからない。一文が長い、オチがどこにあるかわからない」とコメントを書いてくれていました。私の教育力を高めるために時間を費やしてくれる学生でした。軽く傷つきながらも、むしろ私はこれがクリアできたら、わかりやすい授業になるのではないかと思いました。その次の授業で「今日は、ましでした」と書いてくれてありました。素直なレスポンスを返してくれるのが嬉しかったです。私は起業をして対象者の反応を拠り所としながら、自分の軸を見失わないという作業を延々としています。これが孤独でもあり自由でもあります。

「え〜と」、「それで〜」とか言わずに、ぱしっぱしっと話せたら気持ちいいだろうと思います。もちろん何度も挑戦しています。コロナ禍ではオンデマンド型の授業もたくさんしました。自撮りして動画編集をして授業や研修として使ってもらいました。地味な作業のうえに自分の表情や知識量と向き合わなければならず苦悩と葛藤の日々でした。自分の不甲斐なさに気分が落ち込んだこともたびたびありました。それでも「え〜と」、「それで〜」をすべてカットして字幕を入れると、若者に支持されているユーチューバーのようにテンポよくなりました。テンポはよくなったが本当にこれで学べるのだろうかと疑問になりました。聞き流しにはちょうどいいだろうが記憶には残りません。おばちゃん動画のダダ回しよりはましかもしれませんが、何かがおかしいと感じました。とうとう私は、ほとんどしゃべらなくてもいいのではないかとさえ思うようになりました。

コロナ禍、対面の授業が再開したころの授業は、教材5つから、深めたい内容を深めていくという授業を行いました。教室を分割して行うこと、電子教科書用のタブレットのインターネットで各自調べてグループ発表をすること、5つの教材は「世界経済フォーラム版 男女格差指数について」、「スイスで安楽死の権利を得た日本人について」、「西ラップランド地方の

『オープンダイアローグ』について」、「相対的貧困率について」、「世界幸福度ランキングについて」でした。インターネットで検索しながら、口々に意見を述べ合っています。自分で調べてグループ内で意見が対立したり、解釈が違う内容について話し合ったりしたことは印象に残ると思います。今後どう活用していくかは、学生の力に任せてもいいと思っています。その授業を終えたときの学生のレポートは読んでいて楽しかったです。「留学経験を生かしていきたい」、「就職氷河期で苦戦したこと」、「幸福についての定義の違い」など、様々な観点から書いてくれていました。看護学生と私は学び合っていると思いました。

美容師の専門学校や幼児教育の短期大学、介護職など看護系の学校以外の学校にも授業に行くことがあります。どこの学校も卒業後は、現場で働く人を育てています。「先生の話のオチ」はいらなくて、自分たちで学び合える方法を取り入れています。

病院内の研修もいよいよ言語生成系AIチャットGPT4を取り入れた研修を行いました。多職種の管理職の方向けの研修だったので、病院の特殊性のホームページのデータをチャットGPT4に入力し、経営戦略を打ち出したものをたたき台にして、チャットGPT4とグループごとに問答しながら、グループ発表をしてもらうという研修です。問い方が変われば答えが変わります。AIも間違うこともありますが、おおむね感心させられます。これからも、いろんな研修スタイルに変わるのだろうと思うとわくわくします。

私の今までの教育は、歩くことのできる患者さんを「転んだら危険」、「歩くと時間がかかる」という理由をつけて車椅子にのせて「リハビリ室まで行ってきます」という業務をしている看護師と同じでした。今もなお私が看護教育に携わっているのは、看護も教育も「探究しがいがある」からです。

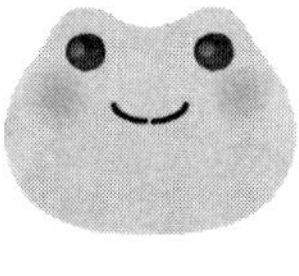

「お母さんは元気、息子は病気」の二人暮らし

私は週末の夕方、地下鉄に乗っていました。私はスマホに目を落としていましたが、どうも向かいの席の人がもめている様子でした。

高齢の女性と50歳代くらいの男性、おそらく親子だと思います。二人は似ていました。男性は右側に麻痺があるようです。左手にロフストランドクラッチ（腕を支えるカフがついた杖）を持っています。右足には短下肢装具（麻痺のある側の足関節を固定する装具）を装着しています。考えられる病気は脳梗塞、脳内出血などの脳卒中、あるいは脳腫瘍の可能性もあります。

どうやら、二人はもめているのではないようです。高齢の母親が手伝おうとすると「手伝うな」と言っているようです。言葉が少し出にくいためなのか、単語で「やめろ」とか「うるさい」とかと伝えているので怒っているように聞こえたのです。私は、またスマホに視線を落としました。

大きなお世話ですが、息子さんは電車が止まっていないうちから立ち上がろうとしています。危険です。母親が手を出してしまうのもわからなくもありません。双方観念したのか、母親は手を出さず、次の駅で降りるために立ち上がり、荷物を持ってドアの前に立ちました。息子さんは電車が完全に止まるまで座っていました。しかし、電車が止まったからといってすぐに立

ち上がることができませんでした。これは「私の出番だ」と思ったものの懸命に自分で立ち上がろうとしているので、ちょっと待ってみようかなと思案しているうちに、お母さんが先に降りてしまいました。

どうにか息子さんが立ち上がることができて杖をつきながら、電車から降りようとしました。ところが非情にもドアの閉まるベルが鳴りました。そして、彼はドアに挟まれてしまいました。

「あ〜〜〜〜〜〜！」

ドアはすぐに開いて息子さんはホームに降りることができました。親子ともども「危なかった」と怒りを表現していました。たしかに危なかったです。ホームによっては隙間が広いところもあります。ドアに挟まれすぐにドアが開いた瞬間に、片足や杖がズボッと隙間に落ちることも考えられました。隙間に落ちた場合、程度の差こそあれ何らかのけがをする可能性もあります。精神的にも大きなダメージが残ります。そして、間違いなく地下鉄のダイヤは乱れます。私は彼がけがなく歩きはじめている姿を動きはじめた電車の窓から確認しました。よかったというべきかどうか、後味の悪さを感じました。

電車に乗る場合は、左側に手すりのある座席を選んだほうがいいのですが都合よく空いていません。これは席を譲る人も気にかけておいたほうがいいことです。トンチンカンな場所を譲られるくらいなら、立っておいたほうが安全な人もいます。この息子さんの場合は、揺れる電車の中を立っておくことはできないのではないかと思います。大阪の地下鉄の乗客はロフストランドクラッチと短下肢装具が目に入れば、席を譲ってくれます。でも譲る場所が特定されているところまで理解していないかもしれません。理解できていない人が多い場合は、彼に「その席を譲ってもらえませんか」と言ってもらうといいと思いますが、流暢に言葉が出てこないという後遺症を持っているケースもあります。電車が止まってから立ち上がるまでの時間がかかる場合は、駅員さんにあらかじめ伝えておくという方法もあります。ロフストランドクラッチと短下肢装具をつけて、公共交通機関を利用するには、まだまだ課題があると改めて思いました。

しかし、障害があっても公共交通機関を乗り続けていく選択をしてほしいと思います。今回のような思いをすると、だんだんと電車を使いたくなくなる可能性があります。

２０１９年に発表した内閣府の調査結果によれば、40歳～64歳の「ひきこもり中高年者」の推計は約61万３０００人です。今はまだ問題が顕在化していなくても、親に万一のことがあれば多くの８０５０世帯が危機的状況に陥ってしまうというデータもあります。８０５０世帯とは80代の親が50代の子どもの生活を支えているといういわゆる「８０５０問題」です。

８０５０問題が社会問題になったのは、80歳代の親世代が病気や認知症になった場合、就労していない50歳代の子どもと共倒れになってしまうケースがあるということです。今回私が出合ったケースは、お母さんが今はお元気で息子さんが病気になったり障害があったりする場合です。あと何年この生活が続くかわかりません。

孤立したり、ひきこもらせたりしているのは、当事者だけの問題ではありません。今度からちゃんと声をかけようと思いました。年老いた母親には頼みづらくても、私になら手伝えることがあるのではないかと思いました。

大きなお世話かもしれませんが、家族が抱え込む問題には限界があるのだということを理解し合いたいと思っています。社会の隅々にまで、目と手が届く「看護」でありたいです。

以上の話は、ある高校の看護コースで用いた資料です。この資料をもとに、高校周辺の環境を調べてくるという授業をしました。「コンビニのレジの高さ」、「公園の草」、「歩道の段差や溝」、「商店の陳列棚の高さ、ビン類の位置」、「パン屋さんの店内の広さ」、「美容室の椅子、シャンプー台」などなど、実にたくさんの課題を発見してきました。グループ発表も写真や動画を駆使してつくられていました。デジタルネイティブの頼もしさを感じました。

子どもがお兄ちゃん先生の靴を履いて確かめたかったこと

小児看護学実習の指導教員として、こども園に行ったときのことでした。こども園で看護学生は園児からは大人気でした。「お兄ちゃん先生」とか「お姉ちゃん先生」と呼ばれていました。この文脈からいけば、私は「おばちゃん先生」と呼ばれる羽目になっているところでした。子どもたちの元気のいい声がこだまする園庭を幼児教育の仕事も大変だと思いながら眺めていました。何といっても子どもたちは元気です。よく動きます。「話を聞いて」攻撃がすごいです。しかも同じ3歳児クラスでも発達や成長が個性的です。

さっそく、ある子どもがお兄ちゃん先生の靴を履いて走ろうとしていました。お兄ちゃん先生は「お、似合うねえ。大きいねえ」と声をかけています。うまい声のかけ方です。私なら「そんな大きな靴を履いたら転んじゃうよ」と間違いなく言ってしまいます。そして転んだら「もう」と言ってのけ反ってしまいます。私のケースは一番ダメなコミュニケーションです。

子どもはお兄ちゃん先生の大きな靴が、大リーガーの選手の靴ほど大きく見えたので、履いてみたくなったのかもしれません。ダメなこととは知りつつも好奇心があったのかもしれません。お兄ちゃん先生は「履いてみたらどんな感じだったの」と子どもに訊いていました。子どもは「あったかかった」と答えていました。日向に置いてあったから温かいのか、さっきまでお兄ちゃん先生が履いていたので足底の汗がしみ込んで温かいのか、いずれにしても私なら「温かい人の靴は絶対履かない」と思いました。やっていないうちから、「嫌だ」という感情が行動を止めてしまう典型的な事例に陥っている私がいました。

しかし、子どもは満足げに「パパの靴は、もっと大きいで！ あのな、ほんでな、もっと、重たいねん」と言いました。

「へえ。パパの靴は何色？」

「くろ」

「へえ、かっこいいね」

「うん。かっこいいねん。お兄ちゃん先生の靴もカッコイイで」

と笑っていました。

「ママの靴はな、斜めになっているから履きにくいねん」

と手も斜めにしながら一生懸命しゃべっていました。「へえ、斜めになってるの」と話は続いていました。子どもは満足した様子でその靴を脱ぎ散らかして自分の靴に履き替えて園庭に走っていきました。もうどの子どもかわからないほどに子どもの群れの中に溶け込んでお日さまの光に包まれていきました。おうちでパパの靴やママの靴を履いてみて、こども園でお兄ちゃん先生の靴を履いてみて、どんな感じなのか比べてみたかったのか、子どもの好奇心は聞いてみないとわからないものだと思いました。

私は私の尺度で「大きな靴を履くと転ぶ」を押し付けています。つくづく反省させられました。看護師をしていたころ、患者さんに「スリッパを履くと転ぶから、おうちから踵のある靴を持ってきてください」と言ったことを思い出しました。患者さんやご家族がスリッパを持ってきた理由を聞いてもよかったのではないかと思いました。「なるほど、そんな理由があったのか」に出合うかもしれません。その選択は、まぎれもなくその人それぞれの物語です。大事に聞こうと思いました。この事例は、新人看護師育成研修の私の鉄板ネタです。

新人看護師にテクニカルスキルを伝えたとしても違う行動をとることがあります。「なぜ、伝えたとおりにしなかったのか？」と問うたところで「頭が真っ白になって」、「緊張して」などという返答が返ってくるだけです。しかし、お兄ちゃん先生のように「履いてみたらどんな感じだったの（やってみてどんな感じだったか）」と聞いてみると、「患者さんが不安そうな顔をして私をガン見していたからだんだん手が震えだして……」という具体的な意見が出てきそうです。「新人看護師が自分で気づいて発言した内容は記憶に残りやすいので次回の行動につながる」というたとえ話に活用しています。

コロナ禍、たった一人で過ごした寡黙な人

私の義父はコロナ禍、面会もできず、一人で入院生活を送りました。そして亡くなりました。小さな家族葬を行いました。

コロナ禍、義母と主人の二人だけが、少しだけ面会できました。しかし私とも義姉とも孫たちとも会うことができませんでした。義父は寡黙な人でした。だからといって自分の人生の終焉を誰とも共にすることなく、死んでいくことになるとは憶測に及ばなかったことだったと思います。

義父は老衰でした。誤嚥性肺炎を繰り返すという理由で、口からは何も食べていませんでした。あごの関節が拘縮していました。会話できるほど口が動かなかったと思います。一人で静かに死の受容をしていたのだと思います。看護師さんや介護福祉士さんは、声をかけてくれたり身の回りのお世話をしてくれたりしていたと思います。亡くなる日の朝、看護師さんが特別に一人10分間ずつ会う時間を作ってくれました。私は義父にひたすらお礼を言いました。聴覚は残されています。声に出してお礼を言いました。

お礼の一つ目は、うちの実家の父がろくでもない人だったので、たいそう迷惑をかけたことから始まります。実家の父は結納の日も結婚式も出席してくれなかったので、義父と義母は別

の日にわざわざ父に挨拶に行ってくれました。義父は宮崎県出身で小柄な人でした。小柄な背中を丸めて、父に頭を下げている後ろ姿を忘れることはできません。そのときのろくでもない父の行動は記憶から葬り去っています。ただ、義父の丸まった後ろ姿だけは記憶に残しています。「あの日は、本当にありがとうございました」と言いました。

先日、私は義父の故郷である宮崎県に行く機会がありました。義父と一緒に里帰りをした気分でした。高千穂町にある「天安河原《あまのやすがわら》」は、洞穴の中に小さな鳥居と社がひっそりとたたずんでいます。厳かな感じで足がすくんでしまいました。高千穂の夜神楽も楽しみました。そういえば、義父がいつも座っていたソファの横にお面が飾ってあったと思い出しました。太鼓や笛の音は、郷土の子どもたちにとっても心が騒いだ音だったと思います。その音に合わせて自然と体が揺れていくのが神楽のリズムであり、しみ込んでいくように教育されていくのだと思いました。

義父は、私に看護師を辞めて育児に専念してほしいと望んでいたように思います。それは義父が描いていた「家庭」だったと思うのです。義父は中学校を卒業して宮崎県から集団就職のため大阪に来ました。一家が暮らした家には義姉のためのピアノが置いてありました。義父は定年まで働きました。お礼の二つ目は、「私が仕事をすることを許してくれて本当にありがとうございました。息子を自転車に乗せて、あちらこちらに連れていってくれてありがとうございました」と言いました。

私が息子を産んだとき、義父はたった一人で大阪から和歌山の実家近くの産婦人科病院に息子の顔を見に来てくれました。息子を抱き上げて「ほうっほ」と笑いました。息子の名前も決まっていなかったので「おい」と呼んでいました。そして私に「ありがとう」と言って去っていきました。滞在時間1分30秒でした。お礼の三つ目は、「あのとき、産婦人科病院にお義父さん一人で来てくれてありがとうございました。恥ずかしかったでしょう」と言いました。

「お義母さんのことは大丈夫です。何も心配いらないです。本当にありがとうございました」

と言いました。お礼を言えてよかったです。

観察室に入っている義父の病室を見渡しながらコロナ禍の病院を感じ、コロナ後の病院はどう変わるのか、多死時代を迎える日本は病院に何を求めるのか、大きな節目に立たされていると感じました。

あなたにはお礼しかありません。「ありがとうございました」

ある晩、息子から電話がありました。「ばあちゃんに電話しても電話にでない」と言いました。

義母は、いつもデイサービスの前日、お風呂に入るので、私は「お風呂かな」と呑気に答えました。

また、息子から電話がありました。「やっぱり電話に出ない」ということで、主人が「見に行ってくるわ」と言って出かけました。義母の家は我が家から自転車で5分くらいのところにあります。

しばらくして、主人から電話がありました。

「おかん、死んでるわ」

「救急車呼んでおいて、今から私もいく」

人間の集中力は、こんなときMAXになります。お風呂上がりだった私は帽子とマスクとわけのわからないコーディネートの服を着て、あらゆる信号が嘘のように青く、無心に自転車をこいで義母の家にたどり着きました。救急車と同じくらいに着きました。救急隊員はAEDをスタンバイしていました。発見が比較的早かったようです。義母は眠っているようにきれいでした。

私は、救急隊員の方に「AEDはしないで下さい」と言いました。救急隊員も「死後硬直が始まっていると思います」と言い、警察と連絡を取り合うことになりました。

私が義母の手を握りしめると握り返してくれそうな温かさでした。義父を見送って9か月もたっていないけど、義父のそばがよかったのかと思いました。

前日、主人が仕事で留守だったので、私は義母と一緒にご飯を食べました。よくわからない魚の干物を二人で分けて食べました。骨がいっぱいある食べにくい干物でした。まずくはないけどおいしくもなく、なんの魚かなと言いながら二人で口から骨を出しながら食べました。楽しかったです。また来るねと言って帰りました。本当にまた来るつもりでした。でも、あれが一緒に食べる最後の晩ご飯となりました。一生、約束は果たせなくなってしまいました。

警察の人が来てから、「変死」として何度も同じことを聞かれました。こんなときの主人は冷静です。スマホの履歴を見ながら淡々と答えています。反面、私はときどき、義母のそばに行っては泣き崩れ、また冷静になって内服薬や既往歴について説明をしました。私も主人も義母のことをこれでもかというほどよく知っていました。義母は、私たちに何でも教えてくれていました。年金やライフラインの料金、通帳の管理、年賀状の送り先に至るまできちんと整理してくれていました。

警察のなんやかんやは夜中の1時までかかりました。夜中の1時、私は頭上にある半分もないくらいの月を見上げながら自転車をこいで家に帰りました。義母がそばにいてくれていると思うと背筋が伸びました。そして寒くもなく、寂しくもなく、感謝の気持ちが溢れてきて私のメガネが白く曇りました。

1か月前の息子の結婚式の前日、私の実家の母と義母と私の3人で温泉に入りました。夕日の沈むところを3人で眺めました。それぞれに感嘆の声を上げました。次の朝、3人で朝陽の昇るのを温泉から眺めました。また、それぞれに感嘆の声を上げました。幸せだと感じていました。

義母の葬儀が終わりました。

火葬場の都合で葬儀が終わるまで五日間かかりました。私は五日間、すべての仕事をキャンセルすることなく無事終わりました。パズルを合わせていくように電車が来てタクシーが来ました。告別式の日も午前中に仕事をしました。喪主の嫁ではある私は堂々とお坊様と一緒に入場しました。告別式の途中まで呼吸が整わないほど走ってきました。しかし私は満足でした。すべてうまくいっていると思ったからです。義母も喜んでくれていると信じて疑っていません。主人や息子も気にしていません。あえて言えば、私の実家の母だけは眉間にシワを寄せていました。案の定「こんな日まで、仕事せんとあかんのか」と言いました。2回ほどうなずいておきました。

火葬後の遺骨は、脊柱管狭窄症《せきちゅうかんきょうさくしょう》の手術をしたあとのチタンのボルトが残されていました。手術をしたあとも亡くなる直前までよく歩いていたので、大腿骨も立派に残されていました。「頑張ったね」と思いました。

葬儀が終わってから、義父の遺骨と義母の遺骨がある誰も住んでいない家となってしまいました。冷蔵庫の中には、飲みかけの牛乳とタッパーにはいったキャベツ、白菜がありました。つい先日までここに生活がありました。暮らしていた証が至るところにありました。

思い起こせば、私の人生の中で、曾祖母、祖父、祖母、父、義父、義母の死に立ち会ってきました。こんなにあっけなく「死ぬ」ことを教えられたのは義母が初めてです。

暮らしの中の看護は、いつも死と向き合っていることを忘れてはなりません。

私の中の「しずこ」

私は、ときどき「悲しい」という感情に気づくときがあります。明らかにこころの「痛み」です。

看護師をしていたとき、自分の感情に「○」や「×」をつけてジャッジしていました。ポジティブなものは「○」で、ネガティブなものは「×」です。そして「×」のものには蓋をする習慣が身についていました。看護教員のときは、悲しみの感情はよく「怒り」の表現に変わっていました。

今の立場では「怒り」の感情は一次感情の「悲しみ」のまま私の中に入り込んでいます。ずっと私の中に座敷童のように住んでいます。起業して6年目を迎え、3歳だった座敷童も小学生になっています。

この座敷童は案外、自己主張をします。じっとしておけないらしいのです。悲しみのまま表現されることがないので「しずこ」と名付けました。8歳、女児です。

たとえば、授業中や研修中に席を立つ人がいます。おそらくトイレか何かなのだと思います。実のところ「しずこ」は、それだけで「悲しい」と感じています。「私の研修、楽しくないのかな」みたいに反応してしまうのです。その感情は別に怒りに変わるほどでもないのでそっとしています。私は「しずこ」を無視していました。

ところが、最近「しずこ」がストレスをためているらしいのです。無視され続けているのだから仕方ありません。早めの反抗期か、退行現象のようです。

先日の研修でも、グループ同士の話が盛り上がって私の話を聞いてくれません。相手も大人なのだから「お静かに」と言うのも「変かな」と思って、そのまま私は次のスライドを話しはじめました。「しずこ」がいつもよりガサガサしています。「しずこ、静かにせんかい」と言い聞かせました。

私の研修はいつも小手先だと感じました。それが一層「しずこ」に刺激を与えています。「しずこ」とちゃんと向き合おうと思います。もしも、研修中にラーメンを食べている人がいたら「しずこ」は泣き崩れると思います。しかし、きっと私はまた「しずこ」を無視すると思います。いよいよ「しずこ」がかわいそうです。「あら、ラーメンを食べていらっしゃるの」と訊いてみようと思います。「あ、お腹がすいたので」と言うかもしれません。「うざ」と言ってログアウトされてしまうかもしれません。そのときは「しずこ」の思いを「ちゃんと私の研修を聞いてほしいです。悲しいです」と伝えてみようと思います。「私の研修がもしかしたら、あなたにとって面白くないかもしれないけれど、研修中にラーメンを食べられると、私の自尊心が傷ついて悲しいです」と付け加えてみようかと思います。

相手が「お客さん」であっても専門職を学んでいく対等な成人学習者同士なのだから、私の「しずこ」にもしゃべらせてあげようと思います。「しずこ」の痛みを伝えるので、相手からも何かしらの反応が返ってきます。それが、私と「しずこ」を傷つける内容であっても、それを受け入れる器を準備しました。もう小手先だけで向き合うのはやめようと思います。むしろ、相手（お客さん）に失礼でした。私の全人間性と向き合っていくほうがはるかに健全です。

私は、もっと「しずこ」を愛していこうと思います。「しずこ」の思いを表現していきたいと思います。もう「しずこ」を無視しません。「しずこ」には、ずいぶん寂しい思いをさせてしまいました。たぶん、「しずこ」はおしゃべりで、クリエイティブなことが好きな個性的な子どもです。「しずこ」は、自己肯定感が高く、絵を描くのが好きで、花に水をあげたり、小鳥や鯉に餌をあげたりするのが好きなタイプです。あのころの自分を愛するように「しずこ」を愛してみようと思います。

起業したことで、私は小手先の評価を気にしすぎて「しずこ」をないがしろにしていました。「しずこ」、あなたのおかげで私はまた前進できる気がします。そして強くなった気がします。丸5年もかかってしまいました。

「当たり前じゃない」を知っている

私は、毎日のモーニングルーティンの中に「感謝10個」があります。毎朝、10個感謝する言葉を書きます。「10個もある?」とよく聞かれますがあります。30個ぐらい書きたいところですが、手が痛くなるので10個に抑えているほどです。毎日30秒ほどで書き終わります。

たとえば、

牛乳おいしかった！　ありがとう。

モリモリうんこ出た。ありがとう。

コーヒーおいしい！　ありがとう。

電車が時間通りに来た。ありがとう。

こんな具合です。感謝の反対語は、「当たり前」だと通り過ぎることと「足りない」と感じることです。

看護師をしていたころは、ご飯の食べられない患者さんに鼻からチューブを入れました。嗚咽する患者さんに「頑張ってくださいね」と言いました。便の出ない患者さんに浣腸をしたり摘便をしたりして、それらを痛がる患者さんに対して「もうすぐ終わりますよ。頑張ってくださいね」と言いました。残尿感のある患者さんに尿道口から管を入れて、「痛いですね、ごめんなさいね」と言いながらぐいぐい挿入しました。外来の時間が決まっているから、電車の時間やバスの時間を調べて、少し早目に通院してきた患者さんに対して「少しお待ちくださいね」と言ってきました。

にもかかわらず、当たり前に排尿できている人と「おしっこが出ましたね！」といって喜び合ったことがありません。通院できているということを「バスの段差で転ばなかったのですね！」と承認したこともありません。私はそんな日々をうっすらと後悔しています。患者さんたちは、一旦その自由を奪われたにもかかわらず、回復してきた、あるいは受容してきたすごい人たちなのです。

私が、今日も牛乳を買えるお金があること、買うという行為ができること、飲めること、おいしいと感じること、これらはすべて「ありがとう」に相当します。今まで出会ってきた患者さんと比較しているのではありません。けっして永遠ではないことを目の当たりにしてきた仕事に従事していたにもかかわらず、永遠であるかのように振る舞っていました。

だからもっとできていることに対して大喜びしたほうがいいと思っています。これは、看護師にとって感性を鍛える、臨床判断能力を鍛えるのと同じことだと思っています。

「感謝10個」のノートをつけはじめてから、電車が来ても嬉しいし、座ることができても嬉しいです。万が一、立っていたとしても、筋力があることに感謝できます。感謝感知能力が上がっています。感謝感知能力が上がったので、幸福度も上がったのだと思います。

コロナ禍になってから、いろいろな仕事のキャンセル、キャンセルが相次いで、リモートの授業以外は白紙になったカレンダーを眺めながら、私は誰からも必要とされていないのではないかとさえ思いました。人から「看護師なんだから、いくらでも仕事があるでしょ」と言われることもありました。「看護師は仕事がある」、たしかにそうかもしれません。しかし、あるだけでは仕事とは言えません。それなら起業はしていないしやり続けません。

仕事には、私事、志事、師事、支事、施事、使事、嗣事、試事、資事……たくさんの「しごと」があります。何をしたいかは人それぞれ違っていていいと思います。

一つひとつ忙しいと言って、通り過ぎないことが大事です。「生きている」ということは、とんでもない偉業を成し遂げていることです。そのことを感じ取ることのできる仕事をやっていこうと思っています。

大自然の中で働くキャンプナース

私は起業してから、もう一つやりたかった仕事があります。キャンプナース（子どもたちの野外活動において健康と安全を見守る看護師）の養成講座をつくることです。しかし、コロナ禍、子どもたちの野外活動はことごとく中止となり養成講座の計画は大幅に遅れていました。2022年の後半くらいから少しずつ子どもたちのキャンプが再開され、私はキャンプナースの実践者として経験を積んでいるところです。

寒さに負けず、子どもたちの1泊2日のキャンプに参加したときのことです。子どもたちに大きなけがや事故もなく無事終わったのでひと安心しました。

子どもたちのキャンプは、小学生を対象にしており、小グループに分かれています。大学生や社会人の若いリーダーさんが各グループに一人ついています。このリーダーさんはボランティアです。将来、教員をめざしている人や就職先に適したスキルを身に着けるために参加している意識高い系若者です。子どもたちと一緒に遊んだり、火をおこしたり、食べたりしています。子どもたちにとっては、先生ではない、家族ではない、あこがれのお兄さん、お姉さんといった感じです。

そこで、私の「キャンプナース」の役割は、これまた先生でもなく、親戚のおばちゃんでもなく「キャンプ場にいる看護師さん」です。この距離感が絶妙に興味深くてやりがいを感じています。

まずは、子どもたちとリーダーさんの関係性、子ども同士の関係性が安心で安全になることが最優先です。私はといえば、ジブリの「こだま」のような存在です。見える人には見えますが、見えない人には見えません。見える人というのは「けがをした」、「おなかが痛い」というときに思い出す人です。そして、対応が終わればすっと消えます。リーダーさんや子どもたちと私の間に依存関係をつくらないことが大事です。四六時中、見えないことが大事です。

キャンプ場には「危ない」と思う場所はいくらでもあります。ましてや火をおこしたり、包丁を使ったりするので「危ない」と声が出そうになります。しかし、子どもたちが楽しそうにしています。「こだま」は姿を消して見守ります。私は、危険予測はしておいたうえであえて言いません。「転んだ」としても自分で起き上がって走りはじめているのなら消えたままでよいのです。またはトラブルに対して早期対処さえすれば、のびのびと遊べる、できなかったことができるようになる、できなかったことはやっぱりできなかったということも見守ります。それがキャンプナースの役割です。

今回も、「足首、くねってなった〜」と言ってリーダーさんに連れられて女児が私のところにやってきました。女児を座らせて、靴と靴下を脱いでもらいました。「どっちの足？」と訊いて、左右差をみんなで確かめました。「腫脹《しゅちょう》なし、熱感なし、内出血なし、関節可動域問題なし」をわかりやすく説明しました。「普通に遊んで大丈夫」と伝えて私はどろんと消えました。そのあと、女児は子どもたちの輪の中に入って遊んでいました。その様子をちょこちょこ確かめます。このときにその女児に私を発見されたら、思い出したように「やっぱり痛い」と言うことになります。だから私は子どもたちやリーダーさんから忘れられている距離感がちょうどいいのです。主治医や薬のことばかり思い出しているうちは健康にならないのと同じです。

キャンプナースは、子どもたちがより健康的に遊びながら、学んだり体験したりできるように見守ります。そんな大自然のような看護師でありたいです。そして、そんな子どもたちの健康と安全を守る大人たちをサポートする取り組みをしていきます。

サイレントすぎてその変化に気づいていない

私たちは日ごろから目の前のことに必死になりすぎています。それは悪いことではないのですが、私はいつのまにか周りが急激に変化していることに気づいて驚くことがあります。

コロナ禍、お年寄りや基礎疾患のある方に不要不急の外出は控えるように呼びかけていました。そのことが筋力低下や認知力の低下、孤立につながることは容易に見当がつきました。しかし、致し方ないこととして、じわりじわりと自粛は進んでいったように思います。

総務局が打ち出している多様な自治体行政の展開によりレジリエンス（社会構造の変化への強靱性）を向上させる視点から、65歳以上人口が最大となる２０４０年ごろの自治体が抱える行政課題を整理していこうという試みに、看護師も看護教育もどんどん参入していきたいです。

たとえば胃がんで入院して手術を受けて、退院するときには認知症が進んで、ベッドから転倒して整形外科病棟に転棟するというケースがあったとします。その後、リハビリ病棟に移り、地域包括支援病棟に移りながら入院生活を送ります。「胃は治ったけど、歩けなくなってね」ということがあります。入院も長くなってくると家族の一員が家にいない生活にも慣れはじめます。入院中の生命保険が入ってきたりします。このシステムは、エンドレスに医療費はかかる人手は足りない構図を生んでいるような気がします。病院という形態ではなく、もっとプライバシーが守られて、世話を焼いてもらうのではなく、能動的な人生を謳歌できないものかと考えています。

しかも、家族の一員が入院することは、人間が老いること、病むこと、看取ることなど、人間として最も大切な学びを奪っています。だから「家族が介護をやれ」とは言っていません。みんなが知るべき大事なことを誰かがどこかで学ばなければなりません。病気になる前に、年をとる前に学んでおきたいことは案外学校では教えていません。

私は、個別塾や看護学校の授業で「統合失調症の人に出会ったことはないか」、「脳性麻痺の子どもに出会ったことはないか」などとよく聞きます。98％の確率で「ない」と答えます。そのような社会のしくみになっていることに問題を感じます。みんな電車にも乗っています。そして、町で暮らしています。関心を持てばわかるし、見えるはずです。そして、みんな平等に年を重ねていくのです。

私は、研修、授業や演習で、このサイレントに進行しているにもかかわらず、多くの人が当事者意識のない問題をはっきりと提示したいと思っています。

EPA介護福祉士候補者さんに伝えられない、sayとspeakとtellとteachの使い分け

フィリピンからきているEPA介護福祉士候補者さん（EPA：Economic Partnership Agreement）に向けて、1日1問の動画を作成して限定公開で配信しました。まず、漢字にルビを振る、単語を英語にする、文脈でないと意味が通らないものは文節を英語にするという地味な作業でした。

1日1問ならお互いにできるだろうと思ってはじめましたが、「まあ大変」でした。ユーチューブを完成させるのに2時間かかりました。理論の説明や日本文化特有の言い回し、カタカナになってしまっている英語をまた英語にする作業などなど、かなり苦戦しました。1か月続けてわかったことがあります。私が一番成長しました。動画作成作業のスピードアップのみならず、介護福祉士さんの国家試験対策もさることながら、活舌、笑顔、間、パワーポイントの作り方に至るまで、最初のころより見やすくなったと自画自賛しています。誰が何と言おうと自分がそう思っているのだから間違いありません。

毎日毎日、自分の顔や声とにらめっこして編集していれば成長します。編集しやすいようにしゃべれば、編集しやすく、見てくれる人にも伝わります。そのうえで、EPAの皆さんから

ハートマークや「わかりやすかったです」、「難しかったです」などフィードバックしてもらえると、私のホスピタリティに火がついてもっと頑張りたくなりました。

ＥＰＡの皆さんや、海外から来て日本で働いてくれる人たちは、日本に異文化と多様性を教えてくれる存在です。私は資格を取って働きやすい環境を整えたいと思っています。

" I must not stop saying what I want say. I will say until other people can understand what I want to say.
If I don't say what I want to say, people don't know what I want to say. Words are not enough.
But I must not stop saying what I want say. I will say until other people can understand what I want to say.If she cannot say "I want you to understand", she is not an adult. I want to teach her to have words."

難しい単語もないので、なんとなく言いたいことが伝わりますか。私の単語力で書いたものです。これをグーグル翻訳に入れると、以下のような文章に訳されました。

私が言いたいことを言わないと、人々は私が言いたいことを知りません。言葉だけでは不十分です。しかし、私は言いたいことを言うのをやめるべきではありません。私が言いたいことを他の人が理解できるまで言います。彼女が「あなたに理解してほしい」と言えないのなら、彼女は大人ではありません。彼女に言葉を教えたい。

ちょっと言いたいことと違いました。私が英語にしたかった文章は。こんな感じです。

言いたいことはちゃんと言いたいです。言葉だけでは十分じゃないかもしれないけれど、相手に理解されるまで、伝え続けなければならないと思うのです。何も言わずに「わかってほしい」なんて、大人のすることではないのだから、きちんと言葉にしてお話ししなさいと伝えていきたいです。

それで、この文章のまま、グーグル翻訳で英語にしてもらうと、さすがに「I」と「YOU」を入れてくれます。

“I want to say what I want to say. Words may not be enough, but I think I have to keep telling them until they understand me. It is not an adult's job to say "I want you to understand" without saying anything, so I would like to tell you to speak in words.”

しかも、say と speak と tell と teach が微妙です。

結局、何を言いたかったかをまとめると「言いたいことと、話したいこと、伝えたいこと、教えたいことみたいな言葉が日常会話にはいっぱいあって、文脈、状況に応じて言い換えされている。そのことが、互いにズレになったりするが、言葉だけでは十分じゃないのだから、何度でも言い換えをしながら話し合っていく必要がある、となるのです。

私が英語と日本語を書き換えているうちに、本当に言いたいことが見えてきました。対話が大事なのです。チャットGPT4と7時間、対話できる私は対話をすることで思考がまとまっていくタイプなのだと思います。

人間関係はズレズレです。国が違う、文化が違うからではありません。親子でも、夫婦でも、親友関係でもずれます。だから、丁寧に言いたいことを伝えたいです。伝えているうちに自分でも自分の言いたいことがわかることもあります。そのやり取りが互いの理解を深めていきます。

今、私たちは、スタンプ一つで伝えようとしています。ショート動画をみて、概要を理解したかのようになっています。それがすべてではないし、相手の意図することとずれているかもしれないということを忘れないようにしたいです。

私の「キャリアデザイン」の講義や研修では、じっくりと今に至るまでの道のりを語り合う時間をつくっています。歩んできた道のりの延長線上に未来があると思っているかもしれませんが、歩んできた道のりを理解し、未来を描くことができるから「今」を感じることができるのです。

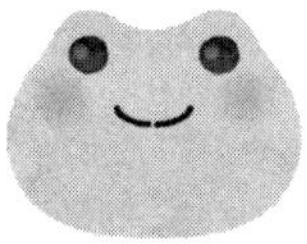

せっかく日本に来てくれたのなら美しい日本語を覚えてもらいたい

私の看護師の友だちは素晴らしいキャリアがあります。でも今は自由に生活しています。やりたいことをやっています。ときどき、看護師もやっています。

最近は、パンを焼くのが好きすぎてパン工場で働くことになりました。パン工場の仕事を教えてくれるのはベトナムの人らしいのです。とにかく褒めてくれるベトナムの人もいれば「そんな日本語どこで覚えたの」というほど汚い日本語で指導してくれるベトナムの人もいるらしいのです。パンの甘い香りと汚い日本語、相容れない感じですが、友だちはいつも楽しそうに私に報告してくれます。

私も興味深くこの話を聴いています。日本で働くために必要な日本語検定の実力よりも、実際に日本で働きはじめて日本人と話すことで覚える日本語のほうがはるかに多いのです。つまり彼らや彼女らが使っている日本語は、そこの組織内で蔓延している日本語なのです。そして、間違いなく指導されたように指導しているのです。

そして、もう一つ興味深い視点があります。海外から日本に働きに来ている人たちが日本を愛して長く働いてくれたとしたら、外国人管理職も当たり前の時代が来ます。私のオンラインセミナーでは、ときどき海外の介護職管理者さんが参加してくれています。どんな言葉を使って部下を育成してくれるのだろうと興味がわいてきます。

そのとき、美しい日本語を使ってもらえるように、美しい日本語を早い時期にたくさん覚えてもらいたいと思いました。そのほうが人間関係のストレスが減ります。誰にとってもハッピーです。

これは、外国人に限った話ではありません。子どもたちや若者に対しても、大人がどれだけきれいな言葉を使っているかで、その人たちの語彙力、表現力が変わってきます。日ごろ使う言葉は行動を変え、生き方にまで影響するという話は有名です。

この友だちのパン工場の話は、幼児教育を専攻している学生さんによく話をします。私は、学生たちを「先生たち」と呼びます。卒業したらすぐに「先生」と呼ばれる人たちだからです。そして、子どもたちは先生の言葉を真似します。真似をして学んでいくのです。そっくりそのまま、私に跳ね返ってくる言葉なのであえて使うようにしています。

「死んでしまう」と感じた瞬間から

1995年の阪神・淡路大震災のとき、私たち家族は最も兵庫県に近い大阪のエレベーターのない古い社宅の4階に住んでいました。息子を産んで看護師を休んでいたときでした。あの震災の瞬間、ちょうど午前5時46分、主人のお弁当を作っていました。豚肉ともやしとピーマンを炒め、塩コショウで味付けするとしんなりとして、もやしのにおいが小さなキッチンに広がりはじめたころでした。大きな地鳴りとともに揺れを感じました。まずは、フライパンが飛んでいきました。揺れは徐々に大きくなり、食器棚がパーンと全開になって食器がザクザクと落ちていきました。食器のバシャンバシャンと割れる音と立ち上がれない揺れのなかで、私は「死ぬかも」と思いました。散乱し、割れた食器は瞬く間に床一面に広がりました。

みかん農家に生まれ、看護師の資格を取って、働いて、結婚をして子どもを産んだ私は、お弁当の具を浴びせられたまま「死ぬのか」と思いました。長い揺れがおさまったあと、主人が息子を抱えて布団にくるまっている姿を発見し、「生きていた」と実感しました。息子はきょとんとしていました。「生きていた」と思うとお互いに笑い合いました。何か大きなものに巻き込まれたという感覚がありました。テレビも倒れていたというよりふっ飛ばされていたので、何が起こっているのかわかりませんでした。しかし、とにかく3人が「生きていた」という安心感が奇妙なテンションをつくり出していました。

当時、狭い我が家には不釣り合いな量の本がありました。寝室に本棚を置いていました。地震の前夜10時過ぎ、息子が寝てから私たち夫婦はどんな話の流れでそうなったか覚えていませんが、その本棚をテレビの置いてある部屋に移動させました。本を整理するときチラチラと本を見てしまい、その本のエピソードを話していると手が止まり、片付いたのは1月17日になっていました。その本棚は見事に倒れました。あのまま寝室に本棚を置いていたら、二人は下敷きになっていたのではないかと思うとぞっとします。私たちはまだ生きる時間を与えられたのでした。

阪神・淡路大震災があった2か月後、現在住んでいる町に引っ越しをしました。義父母に息子を預けて私は看護師復帰しました。そのとき私は自分の意志で看護師をしていくと決めた元年でした。あの大震災が看護師として何かできることがあると奮い立たせてくれました。阪神・淡路大震災がなかったら私は違う仕事をしていたかもしれません。つまり、今の自分はなかったと思います。

あっという間に月日は流れました。災害看護という分野は、確実に進化しました。２００５年のＪＲ福知山線脱線事故でも10年の月日を経て阪神・淡路大震災の教訓が生かされました。さらに２０１１年の東日本大震災には「津波」という脅威を知ることとなり、毎年のように自然災害が発生し、そこには看護が共存しました。

私は看護師国家試験の講座を行っています。災害看護の設問も必ず出題されます。覚えるのではなく、使える知識として習得してほしいと思いながら一緒に学んでいこうと思います。阪神・淡路大震災のことを知っている看護学生はいません。

今後、災害に出合ったときは、自分にできることを探し出し、粛々と行動しようと思います。私が避難所に避難したとしても、自衛隊や救急隊が来るまでの間、救援物資が届くまでの間、私にできることをやろうと決めています。食物アレルギーのある人を集め、非常食や備蓄食糧の中から食べることのできるものを選別したり、基礎疾患のある人を把握したり、感染予防のためにトイレ掃除をしたり、できることから始めます。もしも真っ暗で、何もできる状態でなかったとしたら、声を出す人になろうと思います。もしも、私が負傷していたら自分でトリアージします。そして、生かされるのか、このまま死ぬのかを委ねようと思います。

突然のピンチに立たされる体験は、必ず何かの始まりです。意味もなく本棚を動かしたい衝動にかられたときは、それに従ってみるのもいいのかもしれません。理由は後からわかることもあります。それが正しいのか、間違っているのかが問題ではなく「今、生きている」を感じることができればＯＫです。

ビジョンは過去にある

私は、看護師研修や看護学生を対象とした「キャリアデザイン」の講義でビジョン（Vision）の話をします。ビジョンは、展望、理想像、未来像という意味合いで用いられます。企業研修では「企業の展望」という意味で使われ、「経営方針」、「事業展望」などと認識し用いていました。

そして、私も起業するにあたり「ビジョンは」と訊かれることがあり、何となくホームページに書いてあるようなことを答えていました。しかし、私は「ビジョン」というのは何に専心してきたか、誰に喜ばれてきたことに私もまた嬉しかったかにあるのではないかと思うようになりました。私が「嬉しい」と感じた出来事、これからもこんな瞬間に立ち会いたいと思うことをまとめてみました。

私がキャンプナースの活動をしたとき、入浴した子どもたちの中に軟膏をぬる必要のある子どもがいるので、その子どもがお風呂からあがるのを待っていました。その間、大学生ボランティアが子どもたちの髪をドライヤーで乾かしていました。小学生の女子の髪は長く、乾かすのに時間がかかりました。しかし、大学生は慌てたり急かしたりせず、まるで我が子の髪を乾かすような優しいまなざしで髪に風を届けていました。子どもたちもまたリラックスした表情で、この平穏な日々が永遠に続くかのような顔をしていました。ドライヤーの風の音が大きくて話をしても聞き取れないので、お互いに自然と無言の時間を共有していました。会話がなくても、たとえ家族でなくても、そこに居場所があるのです。私はこの平穏で愛のある光景を何時間でも見ていられると思いました。

私がインドに行ったときのことです。ヨーロッパの各国から来ている人、インドに住んでいる人、そして私たち日本人がともに音楽に合わせて踊ったり、食事を共にしたり、瞑想をしたりしました。私は、鶴を折って感謝の気持ちを伝えました。みんなとても喜んでくれました。あるインドの人に日本語で「Thank you」は何というのかと訊かれました。英語で話してくれているので曖昧ですが、たぶんそう訊かれたと思ったので、「ありがとう」と答えました。その人は目を丸めました。そして「ありがとう」と言いました。とても上手な発音でした。何度も何度も「ありがとう」と言いました。それは折り鶴に対する「ありがとう」というよりも「ありがとう」という音の響きを楽しんでいるかのようでした。共同生活をしていたガンジス川の隣にある施設は「ありがとう」ブームが沸き起こりました。「ありがとう」という言葉が充満する空間をつくろうと思いました。

ほかにも、学生がひらめいたような目をして「わかった」という瞬間、ベテランの看護師さんが自分の看護史を振り返りながら「私は患者さんと〇〇しているときが一番楽しい」と誇らしい表情をする瞬間に魅了されます。

そして私は無心になって絵を描いている時間が好きです。一人で描く絵も好きですが、みんなと一緒に描く絵も好きです。私は中学・高校と美術部でした。中学校のときに学校の玄関の壁画をみんなで作成したことがありました。美術部の顧問の先生が特別支援学級の先生だったこともあり、美術部には支援学級の生徒が入部していました。今振り返れば、小児麻痺がある生徒と知的障害のある生徒だったと思います。でも、壁画を完成する過程で、何か不自由になる障害は一つもありませんでした。あの無我夢中の時間を共有した記憶は愛おしくかけがえのないものです。

以上のようなエピソードの中に私のビジョンがあります。

1. 子どもの幸福のために行動する大人を増やすことに貢献する
2. 「ありがとう」を伝え合う世界をつくることに貢献する
3. 自分で気づき、自分に誇りを持つことに貢献する
4. 無我夢中になる空間を創造することに貢献する

これらのビジョンの先には、「人生やり直しができる。壁を乗り越えるサポート」をすると

いう私自身の方向性があります。人生において迷子になりそうになったときは、羅針盤のように何度でも見直したいフレーズです。

私は、残りの人生の命の時間を使いながら、日々、行動するだけだと思っています。それは「あなた（私）のためになっていますか」と探究する行動の積み重ねだと思っています。

あとがき

Afterword

Is it working for you?

Reconsidering "nursing" in our daily lives.

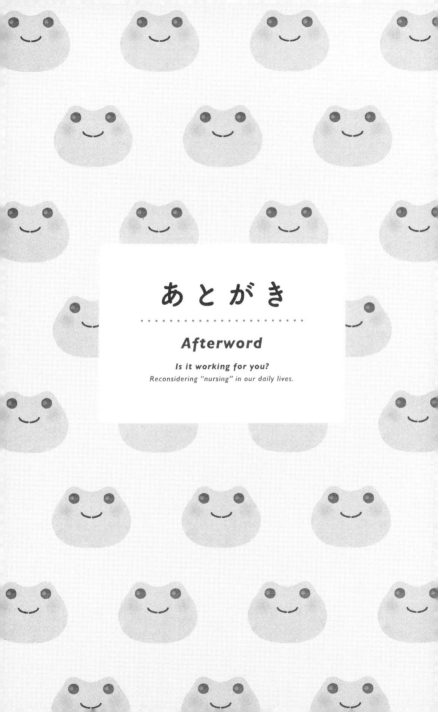

この本を読み終えてくださった皆さま、「あなたのためになっていますか」というタイトルにピンと来ていただき、読み終えてくださったことに心から感謝申し上げます。

「あなた」の暮らしの中にも看護があり、人間は必ず回復過程をたどるのです。もしかしたら、生きているうちに治療方法が見つからない難病もあるかもしれません。しかし、いつかどなたかの役に立つ日が必ず来ます。逆に言えば、私たちは、先人たちの様々な病気や障害に対し研究を積み重ねてきた歴史上に生きています。換気、清潔、栄養、運動、睡眠などのケアに至ること、予防接種や薬、治療方法の開発によって生きています。本当に感謝です。

この本を書き終え、私の人生を振り返ってみると、随所に「ピンチ」に陥っていることに気づかされました。二進《にっち》も三進《さっち》もいかないこともありました。にもかかわらず、なぜ今ここでおいしいコーヒーを飲みながらパソコンの前に座っていられるのかといえば、いつも誰かが助けてくれていたからです。

自宅の最寄り駅の地下鉄の階段がこんなにも長かったかと思うほど疲れ切っていた日がありました。もうすっかり我が家は夕ご飯も終わっている時間になっていました。手に持った荷物が重たすぎて、階段の途中でいったん荷物を下ろしました。地下鉄の階段から地上と夜空が見え、その夜空にまん丸のお月さまが見えました。月の明かりに導かれるように階段を上がり切りました。

私が気にも留めていないときも、いつも月は私たちを照らしていました。今乗ってきた地下鉄の電車も誰かが運転してくれていました。誰かが安全を守ってくれていたのです。そして、帰る家があります。荷物の中には、自分で買いそろえたものが入っています。それらは誰かの手によってつくられ、販売され、私の生活を支えてくれているものばかりです。そんな当たり前のこともわからなくなっていたときもありました。私は「一人で頑張って生きているとでも思っていたのか」と思ったら泣けてきました。そのまま自宅に向かって歩いていると、すれ違った若いカップルがキャッキャッと笑顔で話をしていました。彼女が彼氏に「大丈夫やって」と言った言葉だけが、私の耳に届きました。「そうだ、大丈夫だ」、もう一度やり直せばいいと思いました。

総じて私はラッキーな人だと思いました。必ず何とかなるのです。それがお月様のときもあります。そして今も、誰も命令していないのに、肺胞は酸素を取り込み、大動脈から全身に血液を放出し、肝臓は晩酌で摂取したアルコールを分解し、腎臓は濾過と再吸収をせっせとおこなっています。細胞の一つひとつは加齢とともに老朽化していっているものの、私という人間は奇跡的なメカニズムで「生きている」のです。

私は、誰かの役に立っているだろうかと思うことをいったんやめて、私は私のできることをやっていこうと思います。もちろん、「できるかな?」と思うことにも挑戦していこうと思います。

それが、誰かの役に立つこともあるし、役に立たないこともあります。すぐに結果が出ないこともあります。またピンチに出合ったときも、きっと私は乗り越えていけるだろうと思います。なぜなら、私には「看護」のこころがあるからです。私は、私自身も看護することを実践し続けることができるのです。私は、次の時代の人々がより健康に暮らしていけるためのケアや教育について取り組んでいきます。

最後に、「看護」の定義を記しておきます。ICN(International Council of Nurses:国際看護師協会)によると看護とは、「あらゆる場であらゆる年代の個人および家族、集団、コミュニティを対象に、対象がどのような健康状態であっても、独自にまたは他と協働して行われるケアの総体である。看護には、健康増進および疾病予防、病気や障害を有する人々あるいは死に臨む人々のケアが含まれる。また、アドボカシーや環境安全の促進、研究、教育、健康政策策定への参画、患者・保健医療システムのマネージメントへの参与も、看護が果たすべき重要な役割である」とされています。

この定義にもあるように「看護」は、暮らしの中にあります。私たちが、朝起きてから寝るまで、また睡眠中でさえも様々な視点で「看護」があります。暮らしの中で「看護」を見つめ直すことは、いかに生きるか、死ぬことを問い直し続け、何度でも回復過程を歩みはじめることに関心を寄せ働きかけることだと思います。

私は、幼少期を曾祖母、祖父母、父母、兄の7人家族で過ごしました。曾祖母は明治生まれ、祖父母は大正生まれ、父母の幼少期は太平洋戦争の最中でした。私は「生きる図書館」の中で暮らしていたのです。今思えば、時代の潮流をまざまざと感じつつ、昭和、平成、令和を生きてきたと思えば感慨深いものがあります。私と主人のそれぞれの家族や先祖に感謝の気持ちで満ち溢れています。また、息子の奥さんのご家族やご先祖にも命をつないできてくださったことにあらためて胸が熱くなる思いがします。ありがとうございました。

私は常々、国語や算数といった子どもたちの科目に「看護」という科目があれば、生まれること、暮らすこと、いかに生きるかということ、病むこと、ケアすること、死ぬこと、自己や他者を受容することを学べるのではないかと考えています。その観点からいえば、私は看護の実践を通して、多くの患者さんやそのご家族の方々から「看護」を教えていただきました。またその時々において一緒に医療の現場で働いてくださった多職種の大勢の皆様から、「ケアすること」、「医療や福祉に関わること」、「働くこと」、「チームワーク」について教えていただきました。さらに、看護学生や研修に参加してくださった看護師の皆様、看護について語り合った友人、また看護教員としてともに活動してくださった諸先生方から「看護」、「教育」、「次世代にバトンをつないでいくこと」を教えてもらいました。本当にこの場をお借りしてお礼を申し上げます。

またこの本の出版において、いつも真摯にまた愛情をもって向き合ってくださいました合同会社ドリームメイカーの飯田さま、出版社の五郎さま、デザイナーさんや校正に携わってくださったチームの皆さま、心から感謝申し上げます。

厚生労働省　地域包括センターにおける「8050」事例への対応に関する調査報告書
(https://www.mhlw.go.jp/content/12200000/000525388.pdf)

厚生労働省　ＥＰＡ介護福祉士候補者の受入れについて
(https://www.mhlw.go.jp/stf/shingi/2r985200000261i3-att/2r985200000261r3.pdf)

公益社団法人　日本看護協会　ＩＣＮとは
(https://www.nurse.or.jp/nursing/international/icn/about/index.html)

フロレンス ナイチンゲール (著), Florence Nightingale (原名), 湯槇ます (翻訳), 薄井坦子 (翻訳), 小玉香津子 (翻訳), 田村眞 (翻訳), 小南吉彦 (翻訳)『看護覚え書』, 現代社, 2023
武井麻子 他　精神看護学 1 第６版『精神看護の基礎』, 医学書院, 2021
武井麻子 他　精神看護学 2 第６版『精神看護の展開』, 医学書院, 2021
夏目 漱石『門』, 新潮文庫、2013
榊原哲也『医療ケアを問い直す 患者をトータルにみることの現象学』, ちくま新書, 2018

参考文献

厚生労働省ＨＰ　人口動態統計年報主要統計表（最新データ、年次推移）
第５表死亡の場所別にみた死亡数・構成割合の年次推移サイト
（https://www.mhlw.go.jp/toukei/saikin/hw/jinkou/suii09/deth5.html）

ＭＳＤマニュアル家庭版サイト
（https://www.msdmanuals.com/ja-jp/%E3%83%9B%E3%83%BC%E3%83%A0）

厚生労働省ＨＰ　人口動態調査サイト
（https://www.mhlw.go.jp/toukei/list/81-1a.html）

公益社団法人日本整形外科学会ＨＰ　変形性股関節症
（https://www.joa.or.jp/public/sick/condition/hip_osteoarthritis.html）

ぐるわか 糸我稲荷神社 有田市 熊野九十九王子　和歌山情報サイト
（https://www.guruwaka.com/itogainari-jinjya/）

日本博物館協会ＨＰ　アマガエルを観察してみようサイト
（https://www.j-muse.or.jp/rika08/summer/pr04/）

株式会社バイオームＨＰ　でんでん知らないカタツムリの話サイト
（https://biome.co.jp/biome_blog_068/）

難病情報センターＨＰ　筋ジストロフィー（指定難病 113）サイト
（https://www.nanbyou.or.jp/entry/4522）

公益社団法人日本整形外科学会ＨＰ　腰部脊柱管狭窄症
（https://www.joa.or.jp/public/sick/condition/lumbar_spinal_stenosis.html）

公益社団法人日本整形外科学会ＨＰ　脊髄の症状
（https://www.joa.or.jp/public/sick/body/spinal_cord.html）

厚生労働省ＨＰ　ゲートキーパー自殺対策
（https://www.mhlw.go.jp/stf/seisakunitsuite/bunya/hukushi_kaigo/seikatsuhogo/jisatsu/gatekeeper_index.html）

先進医療ＮＥＴ　腹腔鏡下広汎子宮全摘術
（https://www.senshiniryo.net/repo/33/index.html）

日本ペインクリニック学会　Ⅳ-Ｃ．複合性局所疼痛症候群（CRPS）
（https://www.jspc.gr.jp/Contents/public/pdf/shi-guide06_14.pdf）

公益社団法人日本整形外科学会ＨＰ　脊髄損傷
（https://www.joa.or.jp/public/sick/condition/spinal_cord_injury.html）

日本獣医師会　ＡＡＡ（動物介在活動）／ＡＡＴ（動物介在療法）と獣医師の役割
（http://nichiju.lin.gr.jp/mag/05702/06_2.htm）

公益財団法人 日本リウマチ財団　関節リウマチの治療
（https://www.rheuma-net.or.jp/rheuma/rm400/tr_surgery.html）

厚生労働省　低出生体重児保健指導マニュアル
（https://www.mhlw.go.jp/seisakunitsuite/bunya/kodomo/kodomo_kosodate/boshi-hoken/dl/kenkou-0314c.pdf）

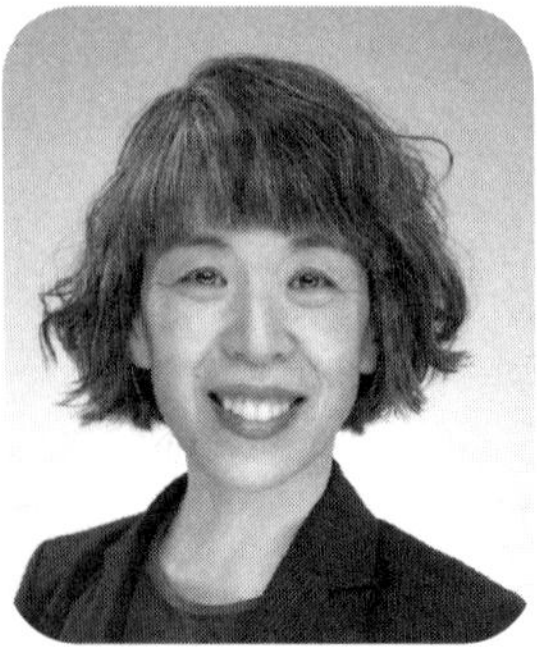

児玉 善子（こだま よしこ）

1968年和歌山県生まれ。

看護師15年、看護専門学校の教員13年を経て、2018年一般社団法人看護教育支援協会を設立。

おもな取り組みとして、看護職や介護職を対象とした院内・施設内研修、オンラインセミナーを実施。また、看護系大学や幼児教育短期大学などで非常勤講師を務めるかたわら看護師国家試験浪人生対象の個別塾での指導を行っている。

子どもたちの野外活動を推奨し、健康と安全を守るキャンプナースとしても活動している。

趣味は、絵を描くこと、カエルグッズ収集。座右の銘は「人生やり直しができる」。

ウェブサイト：「一般社団法人 看護教育支援協会」 https://kango-support.or.jp/

あなたのためになっていますか
暮《く》らしの中《なか》にある「看護《かんご》」を見つめ直して

2023年12月5日 初版発行

著　者　児玉善子

発行者　五郎誠司

発行所　株式会社 出版館ブック・クラブ
〒170-0013　東京都豊島区東池袋3-15-5
TEL: 03-6907-1968　FAX: 03-6907-1969

企画　DreamMaker

ライティング協力・校正　長谷川祐子
装丁・ブックデザイン　PETA FLARE CREATIVE.

印刷・製本　モリモト印刷株式会社

ISBN978-4-915884-77-1　C0047　Printed in Japan